主编 李 昌 李安云 范允冲 王 涛

实用普通外科疾病临床诊断与治疗

上海交通大学出版社
SHANGHAI JIAO TONG UNIVERSITY PRESS

内容提要

本书从临床实用的角度出发，以普外科常见疾病的诊断、治疗为主线，以提高普外科专业临床医师的理论与实践水平为目标，重点介绍了各种普外科常见病与多发病的诊断和治疗手段。本书适合各级医院的普外科医师阅读使用。

图书在版编目（CIP）数据

实用普通外科疾病临床诊断与治疗 / 李昌等主编
. --上海 ： 上海交通大学出版社，2023.10
ISBN 978-7-313-29121-9

Ⅰ．①实… Ⅱ．①李… Ⅲ．①外科—疾病—诊疗

Ⅳ．①R6

中国国家版本馆CIP数据核字（2023）第134487号

实用普通外科疾病临床诊断与治疗
SHIYONG PUTONG WAIKE JIBING LINCHUANG ZHENDUAN YU ZHILIAO

主　　编：李　昌　李安云　范允冲　王　涛
出版发行：上海交通大学出版社
邮政编码：200030
印　　制：广东虎彩云印刷有限公司
开　　本：710mm×1000mm 1/16
字　　数：195千字
版　　次：2023年10月第1版
书　　号：ISBN 978-7-313-29121-9
定　　价：198.00元

地　　址：上海市番禺路951号
电　　话：021-64071208

经　　销：全国新华书店
印　　张：11.25
插　　页：2
印　　次：2023年10月第1次印刷

编委会

主　编

李　昌　李安云　范允冲　王　涛

副主编

侯贺宪　吕凤国　孙　燕　缪姗姗

编　委（按姓氏笔画排序）

王　涛（山东省巨野县人民医院）

吕凤国（山东省莒县妇幼保健计划生育服务中心）

孙　燕（山东省莱州市妇幼保健院）

李　昌（山东省单县中心医院）

李安云（山东省东营市东营鸿港医院）

范允冲（山东省邹城市大束镇卫生院）

侯贺宪（山东省青岛市黄岛区人民医院）

徐宏雨（山东省东营市河口区人民医院）

缪姗姗（山东省莱州市妇幼保健院）

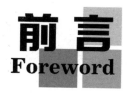

前言
Foreword

医学的发展，历来与各个历史时期社会的生产、文化、科技发展水平密切相关。近年来，全世界范围内科学技术的发展日新月异，推动了包括医学在内的各个学科领域的迅速发展，新理论、新概念、新技术、新方法不断涌现。医药卫生科技领域工作者在医学基础理论方面的实验研究成果，临床一线工作者在疾病诊疗实践中总结出的成功经验，都促进了医疗水平的不断提高，使临床医师对各种疾病的诊断和鉴别更加准确，对各种疾病的治疗和预防更加有效。而这种在不断研究和实践中，提高认识疾病的能力和钻研更多防治方法的过程，永远不会终止。所以，临床各科执业医师除了完成十分繁重的日常临床工作，还必须加强对临床医学各种新知识的学习，不断充实和提高自己的诊疗能力，以更好地顺应时代发展的潮流，适应临床医学发展的要求。

如今，外科学的分支越来越细，研究日趋深入，已经出现了许多专科，但普外科仍是外科学的基础。虽然我国现代普外科与发达国家相比起步较晚，但经过广大普外科专业工作者的共同努力，以及大量高新技术、先进设备的研发与引进，我国的普外科疾病临床诊疗水平已得到提高，在某些领域已达到国际先进水平。尽管如此，普外科学的深入研究，仍需要广大普外科工作者不断更新知识，提高专业水平。为此，我们总结了多年的临床工作经验，并参考了国内外普外科的最新进展，编写了《实用普通外科疾病临床诊断与治疗》。

　　本书从临床实用的角度出发,以普外科常见疾病的诊断、治疗为主线,以提高普外科专业临床医师的理论与实践水平为目标,重点介绍了各种普外科常见病与多发病的诊断和治疗手段。本书内容全面翔实,结构严谨、层次分明,有较强的权威性、指导性与可操作性,适合各级医院的普外科医师阅读使用。

　　由于编写时间仓促和缺乏经验,书中存在的不足和错误之处恳请各位读者予以指正,以便进一步修订完善。

《实用普通外科疾病临床诊断与治疗》编委会

2023 年 2 月

目 录
Contents

第一章 甲状腺疾病

第一节 结节性甲状腺肿

结节性甲状腺肿又称腺瘤样甲状腺肿,是一种常见的甲状腺病症,发病率很高,有学者报道可达人群中的 4%,以中年女性多见。多数患者在发现结节性甲状腺肿时,已有多年的病史;部分是由单纯性甲状腺肿发展而来,患者可能无不适感觉,仅少数患者诉说有颈部胀感,待甲状腺肿大至一定程度时才发现。部分是地方性甲状腺肿和散发性甲状腺肿晚期所形成的多发结节。临床表现为甲状腺肿大,并可见到或触及大小不等的多个结节,结节的质地多为中等硬度。临床症状不多,仅为颈前区不适。甲状腺功能多数正常。甲状腺扫描,甲状腺 B 超可以明确诊断。

一、病因与发病机制

结节性甲状腺肿是一种良性疾病,由于机体内甲状腺激素相对不足,致使垂体 TSH 分泌增多,在这种增多的 TSH 长时期的刺激下,甲状腺反复增生,伴有各种退行性变,最终形成结节。甲状腺结节的发病机制与病因目前仍不明了,很可能系多因素所致,如遗传、放射、免疫、地理环境因素、致甲状腺肿因素、碘缺乏、化学物质刺激及内分泌变化等多方面综合刺激所致。

致甲状腺肿物质包括某些食物、药物、水源污染、土壤污染及环境污染等;碘缺乏地区有甲状腺肿伴结节性甲状腺肿流行;放射性损伤可以致癌,但应用 [131]I 治疗后数十年经验与统计证明,放射性 [131]I 治疗的主要不良反应不是致癌,而是甲状腺功能减退,尤其是远期功能低下。在某些多结节性甲状腺肿患者的 TGA 及 TMA 检测中发现有 54.7% 的阳性率,单结节阳性率为16.9%。结节性甲状腺

1

肿患者有先天性代谢性缺陷,导致甲状腺肿代偿性增生过度。环境中缺少硒、氟、钙、氯及镁等微量元素的摄入等。

有人提出"触发因子-促进因子"理论,是由于甲状腺本身在致甲状腺肿物质与放射性损伤或致癌物质促进下,引起患者甲状腺组织细胞内 DNA 性质变化,促使 TSH 或其他免疫球蛋白物质基因突变,不断发展变化,可导致甲状腺组织增生,甚至癌变。早期未发生自主性功能变化以前,经过治疗可获良效,增生的甲状腺结节可以消退,晚期由于自主性功能结节形成或发生其他变化,则用药物治疗难以取效,必须手术切除结节为宜。总之,结节性甲状腺肿发病机制比较复杂,目前仍不确切,有待研究。

二、临床表现

(1)患者有长期单纯性甲状腺肿的病史,发病年龄一般＞30 岁。女性多于男性。甲状腺肿大程度不一,多不对称。结节数目及大小不等,一般为多发性结节,早期也可能只有一个结节。结节质软或稍硬,光滑,无触痛。有时结节境界不清,触摸甲状腺表面仅有不规则或分叶状感觉。病情进展缓慢,多数患者无症状。较大的结节性甲状腺肿可引起压迫症状,出现呼吸困难、吞咽困难和声音嘶哑等。结节内急性出血可致肿块突然增大及疼痛,症状可于几天内消退,增大的肿块可在几周或更长时间内减小。主要表现为甲状腺肿大,并可触及大小不等的多个结节,结节的质地多为中等硬度,活动度好,无压痛;在少数患者仅能扪及单个结节。

(2)结节性甲状腺肿出现甲状腺功能亢进(简称甲亢),患者有乏力、体重下降、心悸、心律失常、怕热多汗、易激动等症状,但甲状腺局部无血管杂音及震颤,突眼少见,手指震颤也少见。老年患者症状常不典型。

(3)注意患者有无接受放射线史,口服药物史及家族史,患者来自地区是否为地方性甲状腺肿流行区等。一般结节性甲状腺肿病史较长,无压迫症状,无甲亢症状,患者多不在意,无意中发现甲状腺结节而来就诊检查。

(4)如为热结节又称毒性结节时,患者年龄多在 40~50 岁,结节性质为中等硬度,有甲亢症状,甚至发生心房纤维性颤动及其他心律失常表现,如有出血时可有痛感,甚至发热。结节较大时可出现压迫症状,如发音障碍,呼吸不畅,胸闷、气短及刺激性咳嗽等症状。

(5)如来自碘缺乏地区的结节性甲状腺肿患者,其甲状腺功能可有低下表现,临床上也可发生心率减慢,水肿与皮肤粗糙及贫血表现等。少数患者也可癌变。结节性质为温结节者比较多见,可用甲状腺制剂治疗,肿大的腺体可呈缩小。冷结节比较少见,有临床甲减者可用甲状腺制剂治疗,但往往需要手术治疗。

三、辅助检查

发现甲状腺呈结节性肿大时,需做以下检查。

(一)甲状腺 B 超

可显示甲状腺肿大,有多个低回声区,还可显示甲状腺结节的大小,有无钙化等。甲状腺 B 超可以明确甲状腺结节为实质性或囊肿性,诊断率达 95%。伴有囊肿的甲状腺结节多为良性结节,可用抽吸治愈或缩小结节。实质性结节者还应进行甲状腺扫描或穿刺病理检查等。具有高分辨力的超声图像检查可以分析结节至 1 mm 病灶,临床上认为单结节者,常可发现为多结节,接近于尸检所见,大多数囊肿病变并非真正囊性,而是具有实性组织的病变,并能显示混合性回声波群。

(二)甲状腺扫描

常用的甲状腺扫描有放射性核素^{131}I 和^{99m}Tc,即^{131}I 扫描、^{99m}Tc 扫描。甲状腺结节因对碘的摄取能力不同而图像不同,^{99m}Tc 可像碘一样被甲状腺所摄取,但不能转化。甲状腺扫描可显示甲状腺的吸碘率,有利于判断甲状腺功能;结节性甲状腺肿时可显示有多个稀疏区,稍大的结节可呈凉结节或冷结节。恶性结节不能摄取碘,恶变区将出现放射稀疏区,根据其摄碘能力,可分为无功能的冷结节,正常功能的温结节和高功能的热结节。放射性核素^{99m}Tc 扫描的缺点是不能完全区分良性或恶性结节,而仅是一个初步判断分析。

(三)甲状腺功能

测定甲状腺功能大多正常。但是要注意 TSH,如升高提示甲状腺功能偏低,需要补充甲状腺激素治疗;如降低需排除合并甲亢的可能。如甲状腺球蛋白抗体(TGA)或甲状腺过氧化物酶抗体(TPOAb)升高,提示有桥本病的可能。

(四)血甲状腺球蛋白和降钙素测定

这两项指标有助于排除甲状腺癌。当甲状腺有结节时,需进行测定。甲状腺癌时甲状腺球蛋白可升高;降钙素升高是甲状腺髓样癌的特异性指标。

(五)甲状腺 CT 或 MRI

当怀疑有甲状腺癌的可能时,需做甲状腺 CT 或 MRI 辅助诊断。

（六）甲状腺吸^{131}I率

结节性甲状腺肿吸^{131}I率正常或增高，但无高峰前移。出现甲亢时，吸^{131}I率升高，或虽在正常范围内而高峰前移。

（七）甲状腺穿刺组织病理检查

应用细针针吸活检术检查，对甲状腺结节的诊断有一定价值，比较安全。穿刺结果有助于手术治疗指征，其细胞学准确度达50%～97%。但也可取样有误，特别是有囊性变患者及结节较小者，如＜1 cm的病变，穿刺准确度可有困难。细针活检不能确定，还可用粗针再穿刺活检，其结果可能更加准确。但穿刺针进入恶性结节癌肿以后，可将癌细胞扩散为其害处，应特别注意。为了术前明确结节性质，也可采用开放性甲状腺组织活检，以利全面分析。

四、鉴别诊断

（一）甲状腺腺瘤

尤其是与多发性腺瘤鉴别。结节性甲状腺肿患者年龄较大，病史较长，甲状腺肿大呈分叶状或多个大小不等的结节，边界不清，甲状腺激素治疗，腺体呈对称性缩小。多发甲状腺腺瘤甲状腺肿大不对称，可触及多个孤立性结节，如合并单纯性甲状腺肿，腺瘤结节边界也较清楚，质地较周围组织略坚韧，甲状腺激素治疗，腺体组织缩小，结节更加突出。

（二）结节性甲状腺肿伴甲亢

与Graves病鉴别。前者地方性甲状腺肿流行区多见，年龄一般较大，多在40岁以上，常在出现结节多年后发病，甲亢症状较轻而不典型。Graves病发病年龄多在20～40岁，两侧甲状腺弥漫肿大，眼球突出，手指震颤，甲状腺局部可触及震颤及听到血管杂音。甲状腺扫描发现一个或数个"热结节"。

（三）其他

1.甲状腺囊肿

甲状腺扫描为"冷结节"，B超检查为囊性结节，细针穿刺可明确诊断。

2.甲状腺腺瘤

多数为单发，生长缓慢，无症状。甲状腺扫描为"温结节"。若为毒性腺瘤表现为"热结节"。腺瘤也可发生出血、坏死液化呈"冷结节"。

3.甲状腺癌

甲状腺癌早期除甲状腺结节外可无任何症状，此时与结节性甲状腺肿鉴别困难。可做针刺活组织检查,尤其粗针穿刺诊断意义很大。

4.毒性结节性甲状腺肿

老年人多见,无突眼,心脏异常多见。甲状腺扫描可见多个摄碘功能增强的结节,夹杂不规则的浅淡显影区。

5.甲状腺肿瘤

滤泡性甲状腺癌分泌甲状腺激素引起甲亢。局部可扪及肿块,核素扫描、超声检查及细针穿刺细胞学检查可协助诊断。

五、治疗

(一)甲状腺激素抑制治疗

TSH 是甲状腺细胞生长增生的主要刺激因子。甲状腺激素治疗可以抑制垂体 TSH 的分泌,减少对甲状腺的刺激,使结节性甲状腺肿停止发展并缩小。一般单纯性结节性甲状腺肿,无论是单结节及多发性结节,如果是温结节或冷结节都可使用甲状腺制剂进行治疗。给甲状腺粉(片)每天40~80 mg 口服;或用左甲状腺素钠片,每天 50~100 μg 口服。治疗后肿大的结节缩小者可继续使用至完全消失,有效的甲状腺激素治疗应能抑制 TSH 的分泌,使其维持在正常范围的低限为宜,但不宜过度抑制引起甲亢。对老年人特别是有心脏病者应适当减量。治疗 3~6 个月。实质性甲状腺结节用甲状腺素治疗效果尚不理想,仅有30%~40%的患者有效,结节缩小。如治疗过程中结节变大应考虑手术治疗。

(二)手术治疗

当结节性甲状腺肿经做相应鉴别诊断的检查,或做甲状腺针吸活检怀疑有恶变时,目前主张手术治疗。

手术指征:①结节性甲状腺肿较大,有压迫症状者;②结节迅速增大,或有颈淋巴结肿大,疑恶变者。尽管诊断手段不断改进,多数手术治疗的甲状腺结节均为良性病变。因手术的并发症随手术范围扩大而增加,病变恶性程度的估计在计划手术范围中起主要作用。经细针穿刺、病理检查诊断为恶性者,应进行甲状腺全切;如穿刺结果为良性、而临床疑为恶性者可进行甲状腺叶切除。穿刺结果可疑者根据手术中冷冻切片结果决定手术范围。

(三)甲亢治疗

主要用手术治疗和放射性碘治疗。手术治疗效果好,不易复发。手术前需用抗甲状腺药物治疗控制甲亢病情后再行手术治疗。该类甲状腺肿患者因只有结节具有较高的摄^{131}I功能,结节以外的甲状腺处于抑制状态,所以放射性碘治疗不会造成结节以外的甲状腺组织损伤。可用于老年患者,特别是有心脏病者。对于老年患者或有其他严重疾病而不能耐受手术者,可用抗甲状腺药物治疗。

第二节　甲状腺癌

甲状腺恶性肿瘤是最常见的内分泌恶性肿瘤。按照组织学特征,起源于甲状腺滤泡细胞可以分为分化型甲状腺癌和未分化甲状腺癌,占所有甲状腺癌的95％以上。分化型甲状腺癌包括乳头状甲状腺癌和滤泡型甲状腺癌,这类甲状腺癌通常是可治愈的。相反,未分化甲状腺癌来势凶猛,预后很差。近年来,甲状腺癌发病率逐年上升。年龄是一个影响甲状腺癌的重要因素,＞45岁的患者预后较差。甲状腺癌多见于女性,但男性患者预后较差。另外的危险因素包括颈部放疗史,直径＞4 cm的肿瘤,原发灶外侵,淋巴结及远处转移。

起源于甲状腺滤泡旁C细胞的恶性肿瘤称为甲状腺髓样癌,占所有甲状腺癌的3％左右,其分为散发性髓样癌、家族性髓样癌、MEN综合征。

一、概述

(一)甲状腺癌分期

2010年甲状腺癌UICC分期如下。

1.TNM分期

(1)T分期。

T_x:无法对原发肿瘤作出估计。

T_0:未发现原发肿瘤。

T_1:原发肿瘤≤2 cm,局限于甲状腺内。

T_2:2 cm＜原发肿瘤≤4 cm,局限于甲状腺内。

T_3:肿瘤＞4 cm,肿瘤局限在甲状腺内或有少量延伸到甲状腺外。

T_{4a}:肿瘤蔓延至甲状腺包膜以外,并侵犯皮下软组织、喉、气管、食管或喉返神经。

T_{4b}:肿瘤侵犯椎前筋膜或包绕颈动脉或纵隔血管。

未分化癌均为T_4。

T_{4a}:未分化癌,肿瘤限于甲状腺内,尚可外科切除。

T_{4b}:未分化癌,肿瘤已侵出包膜,外科难以切除。

(2)N 分期。

N_0:无淋巴结转移。

N_{1a}:肿瘤转移至Ⅵ区(气管前、气管旁和喉前淋巴结)。

N_{1b}:肿瘤转移至单侧、双侧、对侧颈部或上纵隔淋巴结。

(3)M 分期。

M_0:无远处转移。

M_1:远处有转移。

2.不同甲状腺癌的临床分期

(1)甲状腺乳头状腺癌或滤泡状腺癌(45 岁以下)。

Ⅰ期:任何 T,任何 NM_0。

Ⅱ期:任何 T,任何 NM_1。

(2)甲状腺乳头状腺癌或滤泡状腺癌(45 岁以上)及髓样癌(任何年龄)。

Ⅰ期:$T_1 N_0 M_0$。

Ⅱ期:$T_2 N_0 M_0$。

Ⅲ期:$T_3 N_0 M_0$,$T_{1\sim3} N_{1a} M_0$。

ⅣA 期:$T_{1\sim3} N_{1b} M_0$,$T_{4a} N_{0\sim1} M_0$。

ⅣB 期:T_{4b}任何 NM_0

ⅣC 期:任何 T 任何 NM_1。

(3)未分化癌(全部归Ⅳ期)。

ⅣA 期:T_{4a}任何 NM_0。

ⅣB 期:T_{4b}任何 NM_0。

ⅣC 期:任何 T 任何 NM_1。

(二)甲状腺癌危险因素

放射接触史,碘的不适当摄入,淋巴性甲状腺炎,激素原因和家族史都是可能引起甲状腺癌的危险因素。

1.放射接触史

放射接触史能够增加甲状腺乳头状癌的发生。这一现象,在广岛和长崎的原子弹爆炸,马绍尔群岛和内华达的核试验失误,以及切尔诺贝利核泄漏(后被观察及证实。尤其在切尔诺贝利核泄漏后,受到核辐射的儿童发生了更多的乳头状甲状腺癌,这可能与儿童甲状腺更易受放射线影响,或者儿童食用了更多受核污染的牛奶有关。儿童时期因头颈部肿瘤接受过放疗,也会导致乳头状甲状腺癌发生风险的增加。

2.缺碘

碘是合成甲状腺激素的必需原料。缺碘引起甲状腺滤泡细胞代偿性增生,导致甲状腺肿。在缺碘地区,甲状腺滤泡性肿瘤发病率升高;而在碘摄入过多的地区,乳头状甲状腺癌则更易发生。在动物实验中,碘的过量摄入,能导致甲状腺癌由滤泡型向乳头状表型转换。但是碘的不适量摄入如何导致甲状腺癌发生依旧不明。

3.免疫因素

乳头状甲状腺癌中通常可见淋巴细胞浸润,这一现象可能提示免疫因子可能参与恶性肿瘤的发生发展。分子生物学分析提示淋巴细胞甲状腺炎可能是甲状腺恶性肿瘤的早期表现。但其确切机制依旧不明。

4.年龄因素

大多数分化型甲状腺癌发生于20~50岁患者,女性患者为男性患者的2~4倍。这一现象可能提示女性激素可能参与甲状腺癌的发生。并且,雌激素受体在甲状腺滤泡细胞膜上表达,雌激素可导致滤泡细胞的增殖。同样并没有明确的动物模型能够复制,甲状腺癌与妊娠或外源性雌激素使用的关系。

5.遗传因素

遗传性因素对于甲状腺癌的发生也是同样重要的。若父母患有甲状腺癌,则患肿瘤风险增加3.2倍;若同胞兄妹患有甲状腺癌,则患肿瘤风险增加6.2倍。非家族性髓样癌发生率为3.5%~6.2%。

二、乳头状甲状腺癌

乳头状甲状腺癌(PTC)是最常见的甲状腺癌,占所有甲状腺癌的70%~90%。乳头状癌有着其特征的组织学表现:"砂粒体"和"营养不良性钙化"。甲状腺乳头状癌以淋巴结转移为主,常以颈部肿大淋巴结为首发症状。

(一)临床表现

患者以女性为多,男与女之比为1:2.7,年龄6~72岁,20岁以后明显增多,31~40岁组患病最多,占30%,50岁以后明显减少。乳头状癌淋巴结转移机会多,临床触不到淋巴结的患者,经选择性颈清扫术后,病理检查结果有46%~72%的病例有淋巴结转移。有些患者以颈部淋巴结肿大来就诊,甲状腺内肿物可能已经数月或数年。因甲状腺内肿物发展较慢,且无特殊体征,常被误诊为良性,肿物可以很小,仅0.5～1.0 cm。晚期可以明显肿大,直径可达 10 cm 以上。呈囊性或部分呈囊性,侵犯气管或其他周围器官时肿物固定。侵犯喉返神经出现声音嘶哑,压迫气管移位或肿瘤侵入气管内出现呼吸困难。淋巴结转移多至颈深中组及颈深下组,晚期可转移至上纵隔。血行转移较少,有 4％～8％,多见于肺或骨。

(二)辅助检查

1.原发病变的诊断

无淋巴结转移的情况下,对甲状腺肿物的性质难以判断,在治疗前应进行如下的检查以明确病变的范围、与周围器官的关系、甲状腺功能的损伤程度、TSH 的分泌状况等。

(1)甲状腺核素扫描:大多数滤泡型腺癌和乳头状腺癌有吸碘功能,以往为术前主要手段,目前随着其他临床检查的发展已少用。

(2)B超检查:可发现甲状腺内肿物是多发或单发、有否囊性变、颈部有否淋巴结转移、颈部血管受侵情况等。

(3)CT 检查:显示甲状腺内肿瘤的位置、内部结构情况、钙化情况,无包膜恶性可能性大。虽不能作出定性诊断但对医师手术操作很有帮助,CT 能显示肿物距大血管的远近,距喉返神经、甲状旁腺、颈段食管的远近,肿瘤是否侵犯气管壁及侵入气管内、向胸骨后及上纵隔延伸情况,纵隔内淋巴转移情况。使外科医师术前心中有数,减少盲目性,能制三维成像的 CT 更好。

(4)磁共振成像(MRI):在无碘过敏患者中,不推荐使用。

(5)PET/CT:可判断肿瘤代谢情况,主要判断远处转移情况。

(6)针吸细胞学检查:近年来由于针吸细胞学诊断的进步,广泛应用于临床,但应用于甲状腺肿物的诊断有一定限度。

2.颈淋巴结转移的诊断

(1)临床触不到淋巴结而甲状腺内肿物高度怀疑癌,此为 N₀病例,这类患者不一定没有淋巴结转移,应做 B 超或 CT 检查以发现手摸不到的肿大淋巴结。因有些患者脂肪厚,肌肉发达,淋巴结虽已很大且呈串也不易触及,如 B 超及 CT 检查怀疑转移,且甲状腺内肿物证实为癌应按联合根治术准备。

(2)甲状腺肿物合并颈淋巴结肿大时,淋巴结位于中、下颈深较多,位于胸锁乳突肌前缘或被覆盖,活动或固定,大致可判断为甲状腺癌颈转移,以乳头状癌为多见。如针吸细胞学阳性则可确诊。

(三)治疗

1.放疗

分化型甲状腺癌对放疗敏感性差,以手术治疗为主要手段,单纯体外放疗对甲状腺癌的治疗并无好处。^{131}I治疗:用于手术不能切除的分化型甲状腺癌或远处转移的甲状腺癌。

2.手术治疗

(1)原发癌的处理:①一侧腺叶切除加峡部切除加Ⅵ区淋巴结清扫为单侧甲状腺癌治疗的最小手术方式。②全甲状腺切除当病变涉及两侧腺叶时行全甲状腺切除术。考虑到甲状腺多灶性癌的存在,应注意同侧腺叶多灶肿瘤,易出现对侧甲状腺内微小病灶的发生。③高分化侵袭性甲状腺癌,应积极地予以手术治疗,治疗越早,预后越好。④微小癌的治疗目前甲状腺乳头状微癌的治疗方式尚不统一。

(2)淋巴结转移癌的处理:不论是传统式的颈清扫术还是保留功能的改良根治术都应将各区淋巴结不论大小彻底切除。

三、甲状腺滤泡型腺癌

滤泡型癌较乳头状癌发病率低,占甲状腺癌的 $10\%\sim15\%$,较乳头状癌发病年龄大,常见于中年人,男女之比为 $1:3$。其恶性程度介于乳头状癌和未分化癌之间,易出现血行转移,如肺、骨、肝、脑等处。很少出现淋巴结转移。转移的组织,很像正常甲状腺,因此有人称为"异位甲状腺"。

临床表现大多数是单发的,少数也可是多发的。容易误诊为甲状腺腺瘤。预后较乳头状癌差。影响预后的决定因素是远处转移,不是甲状腺包膜的侵犯。

四、甲状腺未分化癌

甲状腺未分化癌(ATC)在甲状腺癌中比例较少,占 $3\%\sim8\%$。

(一)临床表现

本病发病年龄较高,男性发病较高。病情发展较快,出现颈部肿物后增长迅速,$1\sim2$ 周内肿物固定,声音嘶哑,呼吸困难。有 1/3 患者颈部肿物多年,近几个月来迅速增大,因此有学者认为此部分病例是在原有分化型甲状腺癌或良性肿物基础上的恶变。

(二)辅助检查

CT 及颈部 X 线片常见气管受压,或前后径变窄或左右径变窄,或气管受压移位,偏于一侧,椎前软组织增厚,表明肿瘤从食管后椎前包绕了气管、食管。常有颈淋巴结转移,有时颈部转移淋巴结和甲状腺的原发灶融合在一起。根据肿物形态及硬度常可确诊。

(三)治疗

大多数患者来诊较晚,失去根治性治疗机会。有时手术目的是为了解决呼吸道梗阻,仅做气管切开。对少部分原发肿瘤较小的病例,尽量给予切除,然后行气管切开或气管造瘘,术后给予放疗及化疗,有的患者有一定疗效,有 40% 的患者可获完全缓解。

五、甲状腺髓样癌

甲状腺髓样癌(MTC)起源于甲状腺滤泡旁细胞或称 C 细胞。癌细胞可分泌多种胺类和多肽类激素,降钙素等,此外还有 5-羟色胺、组胺、前列腺素及ACTH 样物质,导致部分患者出现顽固性腹泻,多为水样腹泻,但肠吸收障碍不严重,常伴有面部潮红。当肿瘤切除后腹泻即可消失,癌复发或转移时腹泻又可出现。

甲状腺髓样癌可分为散发性及家族性两种,前者约占 80%,不伴有其他内分泌腺部位的肿瘤,没有特殊的临床表现,后者占 20%,有明显家族史,分为两种类型:一类叫多发内分泌肿瘤ⅡA 型,此型包括甲状腺髓样癌、嗜铬细胞瘤和甲状旁腺功能亢进,因是 Sipple 首先描述,被称为 Sipple 综合征。另一类叫多发内分泌肿瘤ⅡB 型,此型包括甲状腺髓样癌、嗜铬细胞瘤及伴有多发性黏膜神经瘤,并有特征性的面部表现(嘴唇肥厚、宽鼻梁、睑外翻等)。

(一)临床表现

甲状腺髓样癌占甲状腺恶性肿瘤的 6%~8%。除少数合并内分泌综合征外,大多数与其他类型的甲状腺癌相似,主要是甲状腺区肿块,有时有淋巴结肿大,可出现双侧颈转移,多数生长缓慢,病程长达 10~20 年,大多数 1 年左右。

(二)辅助检查

血清降钙素升高伴甲状腺结节患者,首先考虑甲状腺髓样癌,若无其他内分泌综合征及肿瘤可确诊。部分甲状腺髓样癌患者可有血清 CEA 升高。

(三)治疗

手术是治疗的有效手段。有淋巴结转移时行颈清扫手术,对于是否行预防性颈清扫术,目前有一定争议。目前有靶向药物针对甲状腺髓样癌,但疗效不明确。

六、甲状腺其他恶性肿瘤

甲状腺还有其他恶性肿瘤,如血管肉瘤、纤维肉瘤、癌肉瘤、骨肉瘤、恶性纤维组织细胞瘤等,均少见。其中值得注意的是恶性淋巴瘤,近年来文献报道有增多趋势。

恶性淋巴瘤少见,占所有甲状腺恶性肿瘤的 0.6%～5%,占所有淋巴瘤的 2.2%～2.5%。文献报道甲状腺恶性淋巴瘤合并慢性淋巴细胞性甲状腺炎高达 95%～100%。所以细针穿刺应多方、多点穿刺。可疑者应做诊断性探查手术,术中制冷冻切片检查,确诊后根据情况行峡部切除或一叶切除,以免将来病变进一步发展压迫气管造成呼吸困难。

甲状腺恶性淋巴瘤是以放疗为主的综合治疗,配合以化疗。有低度恶性及高度恶性两种。其治疗效果优于甲状腺未分癌。

第二章 乳腺疾病

第一节 乳腺脂肪坏死

乳腺脂肪坏死多发生在乳房较大、脂肪丰富、下垂型乳腺的患者,常有外伤病史,多见于30岁以上的患者。

一、病因

外伤是造成乳腺脂肪坏死的主要原因,多数病例有明确的外伤史,如撞击、跌跤、挤压、手术和穿刺等病史,但有少数病例外伤轻微,以致患者无法回忆起外伤史。根据脂肪组织本身结构的特点,如细嫩而脆弱、血供较少等,均使脂肪组织在经受外伤后出现血供障碍及脂肪细胞的破裂与坏死。此外,现代人的活动范围的扩大、劳作、运动的增加等,均可增加体表软组织包括乳房脂肪组织的外伤可能性。

二、临床表现

起病常较急,患者常有外伤,伤后早期局部皮肤略红或有瘀斑,轻度压痛。坏死广泛或外伤累及较大的血管者,可以出现大片瘀斑,随后有微痛或无痛的肿块于伤处皮下出现,肿块中央液化后可出现柔软区或有波动。局部切开或穿刺后可见暗红色或血性颗粒状坏死脂肪组织。病变靠近乳房皮肤及皮下浅层者,常可扪及皮下结节。皮肤粘连及病变靠近乳头、乳晕者,可以有乳头内陷等表现。坏死脂肪在乳腺实质内者,常扪及边界不清的结节,质地较硬,有压痛,部分病例还可有腋淋巴结肿大。

三、诊断

乳腺外伤后,局部皮肤先出现瘀斑,随后出现结节,可做出诊断。

但是凡有乳房肿块与皮肤粘连、乳头内陷、腋淋巴结肿大而外伤史不明确者,应与乳腺癌做鉴别。后者年龄常较大,病程进行性发展,无外伤及皮肤瘀斑。细针穿刺活检及病理切片检查可以确诊。在活检中或细针抽吸中,常可见有脂质细胞,无异形细胞可见,可以排除乳腺癌。X 线辅助检查有助于诊断。少数病例于病区可见含脂囊肿或片状钙化,其与乳腺癌的沙粒状钙化不同。

四、治疗

早期局部可热敷、理疗,促进吸收,局部可外敷活血化瘀的散剂。局部手术切除是乳腺脂肪坏死最有效的治疗方法。局部包块明显,可切除活检。切除的坏死组织切面呈白色,镜检在早期可见脂肪细胞结构模糊。广泛坏死时可见慢性炎症反应,病变中心有异形巨细胞和淋巴细胞浸润,周围有巨噬细胞和新生的结缔组织包围。进一步发展,肿块中央液化,出现波动或有继发感染者,应切开引流,手术方法同上。无明确外伤史者,不能排除乳腺癌的可能,需要局部切除后活检。

第二节 乳 痛 症

乳痛症属于乳腺结构不良的早期病变。1922 年 Bloodgood 首先描述,1928 年 Semb 注意到此病表现为乳房疼痛并有肿块,称为单纯性纤维瘤病。1931 年 Beatle 称之为乳腺单纯性、脱皮性上皮增生症;1948 年 Gescnickter 称之为乳痛症,一直沿用至今。

一、发病情况

乳痛症为育龄妇女常见病,可发生于青年期后至绝经期的任何年龄组,尤其以未婚女性或已婚未育或已育未哺乳的性功能旺盛的女性多见,该病的发病高峰年龄为 30～40 岁。在临床上 50% 女性有乳腺增生症的表现;在组织学上则有 90% 女性可见乳腺结构不良的表现。

二、病因

该病的发生、发展与卵巢内分泌状态密切相关。大量资料表明,当卵巢内分泌失调、雌激素分泌过多,而孕酮相对减少时,不仅刺激乳腺实质增生,而且使末梢导管上皮呈不规则增生,引起导管扩张和囊肿形成,也因失去孕酮对雌激素的抑制作用而导致间质结缔组织过度增生与胶原化及淋巴细胞浸润。

三、临床表现

临床表现为双侧乳房胀痛和乳房肿块,并且有自限性。

(一)乳房胀痛

因个体差异及病变的轻重程度不一样,所以乳腺胀痛程度也不尽相同。但患者的共有特点为疼痛的周期性,即疼痛始于月经前期,经期及经后一段时间明显减轻,甚至毫无症状。疼痛呈弥漫性钝痛或为局限性刺痛,触动和颠簸加重,并向双上肢放射,重者可致双上肢上举受限。

(二)乳房肿块

常常双侧乳房对称性发生,可分散于整个乳腺内,也可局限于乳腺的一部分,尤以双乳外上象限多见。触诊呈结节状、大小不一、变硬,经后缩小、变软。部分患者伴有乳头溢液。

(三)疾病的自限性和重复性

该病可不治自愈。尤其结婚后妊娠及哺乳时症状自行消失,但时有反复;绝经后能自愈。

四、辅助检查

(一)针吸细胞学检查

针吸肿块内少许组织做涂片检查,可见细胞稀疏;除有少许淋巴细胞外,尚可见分化良好的腺上皮细胞及纤维细胞。

(二)钼靶 X 线检查

可见弥漫散在的直径>1 cm、数目不定、边界不清的肿块影;如果密度均匀增高,失去正常结构、不见锐利边缘说明病变广泛。

(三)红外线透照检查

双侧乳腺出现虫蚀样或雾状的灰色影,浅静脉模糊。

五、诊断

(1)育龄期女性与月经相关的一侧或双侧乳房周期性疼痛及肿块。

(2)查体可触及颗粒状小肿物,质地不硬。

(3)疾病发展过程中具自限性特点。

六、鉴别诊断

(一)乳腺癌

有些乳腺癌可有类似增生症的表现,但乳腺癌的肿块多为单侧,肿块固定不变,且有生长趋势,在月经周期变化中表现增大,而无缩小趋势。针吸即可明确诊断。

(二)乳腺脂肪坏死

该病好发于外伤后、体质较肥胖的妇女,其肿块较表浅,未深入乳腺实质,肿块不随月经周期变化。针吸细胞学检查和组织活检可明确诊断。

七、治疗

本病有自限性,属于生理性变化的范畴,可以在结婚、生育、哺乳后症状明显改善或消失。因此,只要做好患者的思想工作,消除恐癌症,可不治自愈。对于临床症状重者,可采用中、西药治疗。

(一)中医治疗

青年女性患者,一侧或两侧乳房出现肿块和疼痛,并随月经周期变化,同时伴经前心烦易怒、胸闷、嗳气、两肋胀痛者,可用逍遥散合四物汤加减:柴胡 9 g,香附 9 g,八月扎 12 g,青皮、陈皮各 6 g,当归 12 g,白芍 12 g,川芎 9 g,橘叶 4.5 g,益母草 30 g,生甘草 3 g。

中年已婚妇女,以乳房肿块为主症,疼痛稍轻,并且随月经周期变化小;伴随月经不调、耳鸣目眩、神疲乏力,可用二仙汤合四物汤加减:仙蒂 9 g,淫羊藿 9 g,软柴胡 9 g,当归 12 g,熟地黄 12 g,锁阳 12 g,鹿角 9 g,巴戟天 9 g,香附 9 g,青皮 6 g。

(二)激素治疗

1.己烯雌酚

第 1 个月经期间,每周口服 2 次,每次 1 mg,连服 3 周;第 2 个月经期间,每周给药 1 次,每次 1 mg;第 3 个月经期间仅给药 1 次,每次 1 mg。

2.黄体酮

月经前两周,每周 2 次,每次 5 mg,总量为 20~40 mg。

3.睾酮

月经后 10 天开始用药,每天 5~15 mg,月经来潮时停药,每个月经周期不超过 100 mg。

4.溴隐亭

多巴胺受体激活剂,作用于垂体催乳细胞上的多巴胺受体,抑制催乳素的合成与释放。每天 5 mg,疗程 3 个月。

5.丹那唑

雌激素衍生物,通过抑制某些酶来阻碍卵巢产生甾体类物质,从而调整激素平衡达到治疗作用。每天 200～400 mg,连用 2～6 个月。

6.他莫昔芬

雌激素拮抗剂,月经干净后第 5 天口服,每天 2 次,每次 10 mg,连用 15 天停药;保持月经来潮后重复。该药物治疗效果好,不良反应小,是目前治疗乳痛症的一个好办法。

第三节　乳腺囊性增生病

乳腺囊性增生病是妇女常见的乳腺疾病。本病的特点是以乳腺小叶、小导管及末端导管高度扩张形成的囊肿,乳腺组成成分的增生,在结构、数量及组织形态上表现出异常。本病与单纯性乳腺增生相比较,乳腺增生与不典型增生共存,存在恶变的危险,应视为癌前病变。

一、病因

本病的发生与卵巢内分泌的刺激有关。早在 1930 年就有学者证明切除卵巢的家鼠注射雌激素后能产生乳腺囊性病。在人类中,雌激素不仅能刺激乳腺上皮增生,也能导致腺管扩张,形成囊肿。新近研究说明高泌乳素血症是乳腺囊性增生症的重要原因,国外学者报道绝经后妇女患乳腺囊性增生症常是不恰当应用雌激素替代治疗的结果。

二、病理

(一)大体形态

一侧或双侧乳腺组织内有大小不等、软硬不均的囊性结节或肿块。囊肿大小不一,大囊肿直径可达5 cm,呈灰白色或蓝色,又称蓝色圆顶囊肿或蓝顶囊肿。小囊肿多见于大囊周围,直径仅 2 mm,甚至肉眼见不到,只有在显微镜下可见。

切开大囊肿可见囊肿内容物为清亮无色、浆液性或棕黄色液体,有时为血性液体。其中含有蛋白质、激素(泌乳素、雌激素、雄激素、人绒毛膜促性腺激素、生长激素、卵泡刺激素、黄体化激素等)、糖类、矿物质及胆固醇。切面似蜂窝状,囊壁较厚,失去光泽,可有颗粒状或乳头状瘤样物向囊腔内突出。

(二)组织学形态

组织学形态可见 5 种不同的病变。

1.囊肿

末端导管和腺泡增生,小导管扩张和伸展,末端导管囊肿形成。末端导管上皮异常增殖,形成多层,从管壁向管腔作乳头状生长,占据管腔大部分,以致管腔受阻,分泌物潴留而扩张,而形成囊肿。一种囊肿为单纯性囊肿,只有囊性扩张,而无上皮增生;另一种为乳头状囊肿,囊肿上皮增生,呈乳头状。

2.乳管上皮增生

扩张的导管及囊肿内上皮呈不同程度的增生,轻者上皮层次增多,重者呈乳头状突起,或彼此相连,呈网状或筛状、实体状、腺样。若囊肿上皮增生活跃,常见不典型增生或间变,有可能发展为癌。

3.乳头状瘤病

乳头状瘤病即在乳头状囊肿的囊性扩张基础上,囊壁上皮细胞多处呈乳头状增生,形成乳头状瘤病。根据乳头状瘤病受累范围、乳头密度及上皮细胞增生程度,可把乳头状瘤病分为轻度、中度及重度,临床上有实用意义。

4.腺管型腺病

小叶导管或腺泡导管化生并增生,增生的上皮细胞呈实性团块,纤维组织有不同程度的增生,而导管扩张及囊肿形成不明显,称为腺病形成。

5.大汗腺样化生

囊肿壁被覆上皮化生呈高柱状,胞浆丰富,其中有嗜酸性颗粒,似大汗腺细胞。此种细胞的出现,常是良性标志。此外,囊壁、导管、腺泡周围纤维组织增生,并形成纤维条索,挤压周围导管,产生阻塞,导致分泌物潴留,再引起导管扭曲或扩张。标本切面呈黄白色,质韧,无包膜。切面有时可见散在的小囊,实际是扩张的小导管。囊壁光滑,内有黄绿色或棕褐色黏稠的液体,有时可见黄白色乳酪样物质自乳管口溢出。

(三)病理诊断标准

乳腺囊性增生病具以上 5 种病变,它们并不同时存在。其中乳头状瘤病、腺管型腺病和囊肿是主要病变。各种病变的出现率与组织取材的部位、取材量的多少有关。如果切片中能见到5种病变中的3种，或3种主要病变的2种，即可诊断。在5种病变中囊肿性乳管上皮增生、乳头状瘤病、腺管型腺病所致的不典型增生，易导致癌变。

三、临床表现

(一)乳腺肿块

乳腺内肿块常为主要症状，可发生于一侧乳腺，也可发生于两侧乳腺，但以左侧乳腺较为显著。肿块可单发，也可为多个，其形状不一，可为单一结节，亦可为多个结节状。单一结节常呈球形，边界不甚清楚，可自由推动，有囊性感。多个结节者常累及双乳或全乳，结节大小不等，囊肿活动往往受限，硬度中等且有韧性，其中较大的囊肿位于近表面时常可触及囊性感。有的尚呈条索状沿乳管分布，直径多在0.5～3 cm。

根据肿块分布的范围可分为弥漫型(即肿块分布于整个乳腺内)、混合型(即几种不同形态的肿块，如片状、结节状、条索状、颗粒状散在于全乳)。

(二)乳腺疼痛

本病乳痛多不明显，且与月经周期的关系也不密切，偶有多种表现的疼痛，如隐痛、刺痛、胸背痛和上肢痛。有的患者常有一侧或两侧乳房胀痛，如针刺样，可累及肩部、上肢或胸背部。一般在月经来潮前明显，来潮后疼痛减轻或消失，临床经验提示有此变化者多为良性。肿块增大迅速且质地坚硬者提示恶变可能。

(三)乳头溢液

本病5%～15%的患者可有乳头溢液，多为自发性乳头排液。常为草黄色浆液、棕色浆液、浆液血性或血性溢液。如果溢液为浆液血性或血性，往往标志着有乳管内乳头状瘤。

四、诊断

乳腺胀痛，轻者如针刺样，可累及肩部、上肢或胸背部。检查时在乳腺内有散在的圆形结节，大小不等，质韧，有时有触痛。结节与周围组织界限不清，不与皮肤或胸肌粘连，有时表现为边界不清的增厚区。病灶位于乳腺的外上象限较多，也可累及整个乳房。有的患者仅表现为乳头有溢液，常为棕色、浆液性或血性液体。根据病史、临床症状及体征所见，一般能做出临床诊断。如诊断困难可结合辅助检查,协助诊断。

五、辅助检查

(一)肿物细针吸取细胞学检查

乳腺囊性增生病肿物多呈两侧性、多肿块性,各肿块病变的进展情况不一。采取多点细针吸取细胞学检查常能全面反映各肿块的病变情况或性质。特别疑为癌的病例,能提供早期诊断意见。最后确诊还应取决于病理活检。

(二)乳头溢液细胞学检查

少数患者有乳头溢液,肉眼所见多为浆液性、浆液血性。涂片镜检可见导管上皮泡沫细胞、红细胞、少许炎症细胞及脂肪蛋白质等无形物。

(三)钼靶 X 线摄影检查

钼靶 X 线片上显示病变部位呈现棉花团或毛玻璃状边缘模糊不清的密度增高影或见条索状结缔组织穿越其间伴有囊性时,可见不规则增强阴影中有圆形透亮阴影。乳腺囊性增生病肿块,须和乳腺癌的肿块鉴别,前者无血运增加、皮肤增厚和毛刺等恶性征象;若有钙化也多散在,不像乳腺癌那样密集。

(四)B 超检查

B 超诊断技术发展很快,诊断率不断提高。对本病检查时常显示增生部位呈不均匀低回声区和无肿块的回声囊肿区。

(五)近红外线乳腺扫描检查

本病在近红外线乳腺扫描屏幕上显示为散在点、片状灰影或条索状、云雾状灰影,血管增多、增粗,呈网状、树枝状等改变基础上常见蜂窝状不均匀透光区。

(六)磁共振成像(MRI)检查

典型的 MRI 表现为乳腺导管扩张,形态不规则,边界不清楚,扩张导管的信号强度在 T_1 加权像上低于正常腺体组织;病变局限于某一区,也可弥漫分布于整个区域或在整个乳腺。本病的 MRI 特点通常为对称性改变。

六、鉴别诊断

(一)乳痛症

乳痛症多见于 20~30 岁年轻妇女。大龄未婚或已婚未育发育差的小乳房,双侧乳腺周期性胀痛,乳腺内肿块多不明显或仅局限性增厚或呈细颗粒状。

（二）乳腺增生症

乳腺增生症多见于30～35岁女性。乳痛及肿块多随月经的变化呈周期性，肿块多呈结节状多个散在，大小较一致，无囊性感，一般无乳头溢液。

（三）乳腺纤维腺瘤

乳腺纤维腺瘤多见于青年女性，常为无痛性肿块，多为单发，少数为多发。肿块边界明显，移动良好无触痛，但有时乳腺囊性增生病可与纤维腺瘤并存，不易区别。

（四）乳腺导管内乳头状瘤

乳腺导管内乳头状瘤多见于中年女性。临床上常见乳头单孔溢液，肿块常位于乳晕部，压之有溢液。X线乳腺导管造影显示充盈缺损，常可确诊。

（五）乳腺癌

乳腺癌常见于中老年妇女，乳腺内常为单一无痛性肿块。肿块细针吸取细胞学检查，多能找到癌细胞。乳腺囊性增生病伴有不典型增生、癌变时，常不易区别，需病理活检确诊。

七、治疗

囊性增生病多数可用非手术治疗。

（一）药物治疗

1.中药治疗

对疼痛明显、增生弥漫者，可服中药治疗。疏肝理气、活血化瘀、软坚化结、调和冲任等方法可缓解疼痛。

2.激素治疗

中药治疗效果不佳，可考虑激素治疗。通过激素水平的调整，达到治疗的目的。常用的药物有黄体酮5～10 mg/d，月经来潮前5～10天服用；达那唑200～400 mg/d，服2～6个月；溴隐亭5 mg/d，疗程3个月；其中增生腺体病理检测雌激素受体阳性者，口服他莫昔芬（三苯氧胺）20 mg/d，2～3个月。激素疗法不宜长期应用，以免造成月经失调等不良反应。绝经前期疼痛明显时，可在月经来潮前服用甲睾酮，每次5 mg，每天3次，也可口服黄体酮，每天5～10 mg，在月经前7～10天服用。近年来应用维生素E治疗也可缓解疼痛。

(二)手术治疗

1.手术目的

明确诊断,避免乳癌漏诊和延误诊断。

2.适应证

患者经过药物治疗后疗效不明显,肿块增多、增大、质地坚实者;肿物针吸细胞学检查见导管上皮细胞增生活跃,并有不典型增生者;年龄在 40 岁以上,有乳癌家族史者,宜选择手术治疗。

3.手术方案选择

根据病变范围大小、肿块多少采用不同的手术方法。

(1)单纯肿块切除:肿块类型属于癌高发家庭成员者,肿块直径<3 cm 者,均可行包括部分正常组织在内的肿块切除。

(2)乳腺区段切除术:病变仅限于某局部,病理结果显示有上皮细胞高度增生、间变,年龄在 40 岁以上者,可行乳腺区段切除。

(3)经皮下乳腺单纯切除术:有高度上皮细胞增生,且家族中有同类病史,尤其是一级亲属有乳腺癌,年龄在 45 岁以上者,应行乳腺单纯切除术。

(4)乳腺根治术:35 岁以下的不同类型的中等硬度的孤立肿块,长期治疗时好时坏,应行多点细针穿刺细胞学检查,阳性者应行乳腺癌根治术。阴性者可行肿块切除送病理,根据病理结果追加手术范围。

(5)乳腺腺叶区段切除术。

麻醉方法与体位:局部浸润麻醉或硬膜外麻醉,仰卧位,患侧肩胛下垫小枕,患侧上肢外展 70°~80°,有利于显露病变部位。

手术切口:手术切口的长度取决于肿瘤的部位及体积大小。乳腺上半部多采用弧形切口;乳腺下半部多采用放射状切口;乳房下半部位置深的可在乳腺下皱襞做弧形切口;当肿块与皮肤有较紧的粘连时,须做梭形切口,切除粘连的皮肤。

手术步骤:①消毒、铺无菌巾。②切开皮肤、皮下组织,确定肿块的范围。③组织钳夹持、牵引肿块,用电刀或手术刀在距离病变两侧 0.5~1 cm 处梭形切除乳腺组织。④彻底止血,缝合乳腺创缘,避免残留无效腔;缝合皮下组织及皮肤切开,覆盖敷料,加压包扎伤口。

注意事项:①梭形切除乳腺组织时,必须防止切入病变组织内。②创缘避免遗留无效腔。③创口较大时可放置引流片引流。

（6）全乳房切除术。

麻醉方法和体位：采用硬膜外麻醉或全麻，取仰卧位，患侧肩胛下垫小枕，有利于乳腺肿块的暴露，患侧上肢外展80°，固定于壁板上。

手术切口：根治肿块的位置选择以乳头为中心的环绕乳头的梭形切口，可选用横向或斜向切口。横切口形成的瘢痕较纤细，适用于乳腺较大且下垂的患者，斜向切口有利于术后创口的引流。

手术步骤：①消毒，铺无菌巾。②确定切口。③切开皮肤、皮下组织。④提起皮瓣边缘，沿皮下组织深面潜行锐性游离皮瓣，直到乳房边缘。若为恶性肿瘤，则皮瓣不保留脂肪，游离范围上起第2或第3肋骨，下至第6或第7肋骨水平，内侧至胸骨缘，外侧达腋前线。⑤自上而下，由内而外，将整个乳房及周围脂肪组织自胸大肌筋膜表面切除。如为恶性肿瘤，应将乳房连同胸大肌筋膜一并切除。⑥创口止血，冲洗伤口，放置引流，按层缝合伤口，覆盖敷料。⑦加压包扎伤口。

注意事项：①术后2～3天，引流液减少至10 mL以下时拔引流管，再继续适当加压包扎。②隔天换药，术后8～10天拆线。③术后常规送病理检查。若为恶性肿瘤，则要行乳腺改良根治术，最迟不超过两周。

八、预防

乳腺囊性增生和乳腺癌的关系尚不明确，流行病学调查研究提示囊性增生病的患者以后发生乳腺癌的机会为正常人群的2～4倍。乳腺囊性增生病是癌前病变，在诊断和治疗后应给予严密的监测：每月1次的乳房自我检查；每年1次的乳腺X线摄影；每4～6个月1次的临床乳房检查等。对每个患者建立一套完整的随访监测计划，在临床实践中，努力探索更有价值的诊治技术，提高对癌前疾病恶性倾向的预测，以利早期发现乳腺癌。

第四节　积乳囊肿

积乳囊肿又称为乳汁淤积症，是哺乳期因一个腺叶的乳汁排出不畅，致使乳汁在乳腺内积存而成。因临床上发现主要是乳内肿物，常被误诊为乳腺肿瘤，故应引起重视。

一、病因与病理

引起积乳囊肿的原因很多,但临床上较常见的原因有以下几点:①原发性乳腺结构不良或畸形导致泌乳不畅,逐步发展成乳汁潴留,形成囊肿。②乳腺肿瘤、炎症、外伤或手术因素,引起正常乳腺结构破坏,输乳管部分或完全阻塞,引起乳汁潴留。③不良哺乳习惯或不正确的哺乳体位。④生理性或机械性的牵拉。哺乳期妇女乳房充盈,体积大,乳房上部长期在重力作用下受牵拉,引起乳腺上象限乳汁潴留。

积乳囊肿可继发感染导致急性乳腺炎或乳腺脓肿,如不继发感染可长期存在,囊内容物变稠,随时间的延长可使囊内水分被吸收而使囊肿变硬。

积乳囊肿病理:囊肿壁由薄层纤维组织构成,内面附以很薄的上皮细胞层,有些地方甚至脱落,囊内为淡红色无定型结构物质及吞噬乳汁的泡沫样细胞,囊肿周围间质内可见多量的单核细胞、类上皮细胞、多核巨细胞、淋巴细胞浸润,还可见小导管扩张及哺乳期腺小叶组织,病程长者囊壁还可以发生沙砾样钙化从而形成硬性肿块。

二、临床表现

乳腺肿物为最初症状,单侧多见,肿物多位于乳晕区以外的乳腺周边部位。呈圆形或椭圆形、边界清楚、表面光滑、稍活动、触之囊性感、有轻度触痛,直径常在 2~3 cm。腋下淋巴结一般不大。

三、诊断

年轻妇女在哺乳期或之后发现乳房边界较清的肿物,并主诉在哺乳期中曾经患过乳腺炎,检查在乳晕区以外的边缘部位触到边界清楚、活动、表面光滑的肿物,应想到积乳囊肿的可能。

(一)X 线检查

多呈圆形或椭圆形的透亮区,多数直径在 1~3 cm,可见于乳腺任何部分,早期周围尚无纤维囊壁形成时、继发感染或囊肿破裂后,X 线图像显示形成局限浸润阴影,边缘模糊不清。

(二)彩色多普勒超声检查

肿块轮廓明显,边界清楚,表面光滑,探头加压时有一定弹性感,水分较少,时而见有乳酪样、均匀细密的强回声光点漂浮。当乳汁内水脂分离时,水分吸收,乳汁稠厚,可表现均质的回声反射,类似实性肿物。

(三)针吸细胞学检查

病史较短,穿刺液为白色乳汁,病史长的穿刺为黏稠黄白色奶酪样物,穿刺肿物可缩小而不消失,细胞学特点:可见大量肿胀变性乳汁分泌细胞等。

四、鉴别诊断

(1)乳腺囊肿病常为多囊性,囊内容物为淡黄色液体或棕褐色血性液体。未切开囊肿顶部多呈蓝色。

(2)积乳囊肿与乳腺纤维腺瘤两者的临床表现相似,但乳腺纤维腺瘤多发生在卵巢功能旺盛时期(18～25岁),而积乳囊肿多为哺乳期及以后;乳腺纤维腺瘤开始即为实性感,而积乳囊肿早期囊性感,后期质地较硬,穿刺细胞学检查可以协助诊断。

(3)乳腺癌患者发病年龄偏大,肿块和周围组织边界不清,而积乳囊肿早期囊性感,多见于哺乳期,且边界清楚。如不继发感染,积乳囊肿患者腋下淋巴结不大,虽然到后期积乳囊肿质地硬,但在细胞学检查过程中还是可以鉴别的。

五、治疗

本病属于乳腺的良性疾病,如发现应考虑手术切除。手术只需肿物单纯切除,如在哺乳期,同时有继发感染时,应先控制感染并回奶,然后行肿物切除并送病理检查。

第五节　乳腺纤维腺瘤

乳腺纤维腺瘤是乳腺疾病中最常见的良性肿瘤,可发生于青春期后的任何年龄,多在20～30岁。其发生与雌激素刺激有关,所以很少发生在月经来潮前或绝经期后的妇女,为乳腺良性肿瘤,少数可发生恶变。一般为单发,但有15％～20％的病例可以多发。单侧或双侧均可发生。一般为圆形、卵圆形,大的可呈分叶状。初期如黄豆大小,生长比较缓慢,可以数年无变化,因为无明显不适,因此很少引起患者的注意。肿块在不知不觉中逐渐长大,还有患者由于怕羞不愿找医师检查,直到肿块长得较大时,才不得不去医院诊治,耽误诊治。

一、病因和病理

乳腺纤维腺瘤的病因及发病机制尚不十分清楚,但多数学者认为与以下因素有关。

(一)雌激素水平失衡

多数患者有雌激素水平相对或绝对升高,雌激素水平的过度刺激可导致乳腺导管上皮和间质成分异常增生形成肿瘤。

(二)局部乳腺组织对雌激素过度敏感

正常乳腺的各部组织对雌激素敏感性高低不一,敏感性高的组织易患病,不同妇女乳腺组织对雌激素刺激的敏感性不同,对雌激素刺激敏感的妇女患病概率大大增加。

(三)饮食及身体因素

高脂肪、高能量饮食、肥胖、肝功能障碍等使体内雌激素增多,进而刺激乳腺导管上皮及间质纤维组织增生引起本病。

(四)遗传倾向

该病提示有一定的遗传因素。

二、临床表现

乳腺纤维腺瘤最主要的临床表现就是乳房肿块,而且多数情况下,乳房肿块是本病的唯一症状。乳腺纤维腺瘤的肿块多为患者无意间摸到或查体检查出来,一般不伴有疼痛感,亦不随月经周期而发生变化。少部分病例乳腺纤维腺瘤同时伴有乳腺增生,此时则可有经前乳房胀痛不适等症状。乳腺纤维腺瘤在乳腺的各个象限均可发生,尤其好发于乳房的外上象限。腺瘤常为单发,也有多发者。腺瘤呈圆形或卵圆形,直径以 1~3 cm 者较为多见,偶可见巨大者表面光滑,质地坚韧,边界清楚,与皮肤和周围组织无粘连,活动度大。腋下淋巴结无肿大。腺瘤多无痛感,亦无触痛。通常生长缓慢,可以数年无变化,但在妊娠哺乳期可迅速增大,个别的可发生肉瘤样变。乳腺纤维腺瘤与乳腺癌的关系不大,其恶变的概率不大。

临床上见到的乳腺纤维瘤常有两种情况,一种是单纯的腺纤维瘤,另一种是乳腺增生伴发的腺纤维瘤。前者表面光滑,边缘清楚,质中等,活动度大,能在扪诊的手指下滑脱;后者则仅可触及部分露在增生乳腺组织外的光滑瘤体,边缘不清,有一定的自限性,其活动性则随增生组织的活动而活动。

根据临床表现乳腺纤维腺瘤可分为 3 型。

（一）普通型纤维腺瘤

本型最常见,瘤体直径常在 1～3 cm,生长缓慢。

（二）青春型纤维腺瘤

本型较少见,月经初潮前发生,肿瘤生长速度快,瘤体较大,可致皮肤紧张变薄,皮肤静脉怒张

（三）巨纤维腺瘤

本型亦称分叶型纤维腺瘤,多见于 15～18 岁青春期及 40 岁以上绝经前妇女。瘤体常超过 7 cm,甚至可达 20 cm,形状常呈分叶状。

三、诊断

乳腺纤维腺瘤最主要的临床表现就是乳房肿块,而且多数情况下,乳房肿块是本病的唯一症状,多为患者无意间发现,一般不伴有疼痛感,亦不随月经周期而发生变化。少部分病例乳腺纤维腺瘤与乳腺增生病共同存在,此时则可有经前乳房胀痛,肿块好发于乳房的外上象限。腺瘤常为单发(75％单发),亦有多发者。腺瘤呈圆形或卵圆形,直径以 1～3 cm 者较为多见,亦有巨大者。乳腺纤维瘤表面光滑,质地坚韧,边界清楚,与皮肤和周围组织无粘连,活动度大,触之有滑动感,表面皮肤无改变;腋下淋巴结无肿大。腺瘤多无痛感,亦无触痛。肿瘤大小、性状一般不随月经周期而变化。肿块通常生长缓慢,可以数年无变化,但在妊娠哺乳期可迅速增大,个别的可于此时发生肉瘤变。对于诊断困难者,借助乳腺的特殊检查,常可明确诊断。

四、辅助检查

（一）超声检查

B 超检查能显示乳腺各层次软组织结构及肿块的形态、大小和密度。纤维腺瘤的瘤体多为圆形或椭圆形低回声区,边界清晰整齐,内部回声分布均匀,呈弱光点,后壁线完整,有侧方声影。肿瘤后方回声增强,如有钙化时,钙化点后方可出现声影。近年,使用彩色多普勒超声检测乳腺肿瘤的供血状况判断肿瘤的良、恶性,对诊断本病甚有帮助。

（二）乳腺钼靶 X 线片检查

乳腺内脂肪较丰富者,纤维腺瘤表现为边缘光滑、锐利的圆形阴影,密度均

匀,有的在瘤体周围见一层薄的透亮晕。无血管增多现象。致密型乳腺中,由于肿瘤与乳腺组织密度相似,在X线显示不清。有的肿瘤发生钙化,可为片状或轮廓不规则的粗颗粒钙化灶,大小为 1~25 mm,与乳腺恶性肿瘤的细沙粒样钙化完全不同。

(三)细针穿刺细胞学检查

针感介于韧与脆之间,针吸细胞量常较多。导管上皮细胞分布多呈团片排列整齐,不重叠,如铺砖状,有较多双极裸核细胞。诊断符合率达 90% 以上,少数胞核较大,有明显异形性,染色质粗糙,细胞大小不等,可被误诊为癌,造成假阳性,应特别留意。

(四)红外线扫描检查

肿瘤与周围乳腺组织透光度基本一致,或呈相对边缘锐利的灰色阴影,无周围血管改变的暗影。

(五)局部组织切除病理组织学检查

1.大体标本

纤维腺瘤的巨体态极具特征,甚至肉眼下即可诊断。肿块大致呈圆形或椭圆形,直径一般为 1~3 cm,但有时可达 10 cm 以上,巨大者多出现于青春期前后少女中。表面光滑、结节状,质韧、有弹性,边界清楚,有完整包膜,易于剥出。切面质地均匀,呈灰白或淡粉色。导管型(管内型)及分叶型纤维腺瘤的切面常呈黏液样,并有大小不等裂隙。围管型纤维腺瘤切面呈颗粒状。病程长的纤维腺瘤的间质呈编织状而致密,有时还可见钙化或骨化区。囊性增生型纤维腺瘤的切面可见小囊肿。

2.镜下特点

根据肿瘤中的纤维组织和腺管结构的互相关系,分为导管型(管内型)纤维腺瘤、围管型(管周型)纤维腺瘤、混合型纤维腺瘤、囊性增生型腺纤维瘤和分叶型腺纤维瘤(巨腺纤维瘤)5 型。

五、鉴别诊断

(一)乳腺增生

两者均可摸到乳腺内肿块,单发或多发,质地韧。乳腺纤维腺瘤的肿块以单侧单发者较为多见,多呈圆形或卵圆形,边界清楚,活动度大,肿块无痛感及触痛,与月经周期无明显关系,发病年龄以30岁以下者多见。乳腺增生的肿块以双侧多发者较为常见,可呈结节状、片块状或串珠颗粒状,质地略韧,肿块常有触痛,可随月经周期而发生变化,月经前整个乳腺常有胀感,经后可缓解,发病年龄以 30 岁以上者多见。必要时可行有关辅助检查予以鉴别,如乳腺 X 线片,乳腺纤维腺瘤常可见到圆形或卵圆形密度均匀的阴影,其周围可见有圆环形的透明晕,据此可与乳腺增生病相鉴别。

(二)乳腺囊肿

两者均为无痛性的乳腺肿块,多为单侧单发,边界清楚,表面光滑。但乳腺纤维腺瘤的肿块质地较囊肿稍硬韧,活动度较囊肿为大,发病年龄以 18～25 岁最为多见;乳腺积乳囊肿的肿块有囊性感,活动度不似腺瘤那样大,且多发于妊娠哺乳期,乳腺单纯囊肿则除囊肿外尚有乳腺增生的临床特征。可行超声检查,超声检查对于囊性肿物和实性肿物的鉴别有很大的优势。

(三)乳腺癌

两者均可见到无痛性乳腺肿块,多为单发。乳腺纤维腺瘤的肿块呈圆形或卵圆形,质地韧实,表面光滑,边界清楚,活动度大。肿块生长缓慢,一般以 1～3 cm 大者较常见,超过 5 cm 者少见。同侧腋窝淋巴结无肿大,发病年龄以 30 岁以下者为多见。乳腺癌的乳腺肿块可呈圆形或卵圆形,亦可呈不规则形,质地较硬,肿块表面欠光滑,活动度差,易与皮肤及周围组织发生粘连。肿块可迅速生长,同侧腋窝淋巴结常有肿大。发病年龄多见于 35 岁以上者,尤以中老年妇女多见。乳腺 X 线片,纤维腺瘤可见圆形或卵圆形密度均匀的阴影及其周围的环行透明晕;而乳腺癌可见肿块影、细小钙化点、异常血管影及毛刺、皮肤有凹陷、乳头内陷等。必要时活组织病理检查可提供组织学证据进行鉴别。

六、治疗

乳腺纤维腺瘤虽属良性肿瘤,但极少数有恶变的可能性,而且这种恶变的危险性为累积性增加。故多数学者主张,一旦诊断,原则上均应手术切除。各类药物治疗,效果多不可靠。妊娠、哺乳期内分泌环境急骤变化时,有的乳腺纤维瘤会加速生长,故应早期切除。乳腺纤维瘤如完整切除,多可治愈。由于致病的内分泌环境持续存在,10%～25% 的患者可同时多发,也可先后多发,不应将这种多发性倾向视为复发。

乳腺纤维腺瘤最有效的治疗方法就是手术,但并不是一发现腺瘤就需立即手术,而是应严格掌握手术时机及手术适应证:20 岁左右的未婚女性,如果腺瘤不大,约 1 cm,甚至更小,则不宜立即手术,因腺瘤体积过小,且活动度较大,手术时不容易找到;未婚的年轻女性,因小的腺瘤手术使乳房部皮肤留下了瘢痕,影响了美观;如果在观察过程中,乳腺纤维瘤不停地在缓慢增长,已长至 1.5 cm 左右,采用保守法治疗无效者,则宜考虑手术切除,以免腺瘤长得较大后,手术创伤较大,瘢痕亦较明显,而且如果继续长大也有发生恶变的可能;如果腺瘤刚发现时就较大,超过 2 cm,或患者年龄较大超过 35 岁,则主张一发现就立即手术,因为往往在妊娠哺乳期,由于体内雌性激素的大幅度增加,可能刺激腺瘤迅速增长,甚至可能诱发肉瘤变;如果乳腺纤维瘤为多发性的,可同时多个切除;除诊断为乳腺纤维瘤外,乳房有乳管内乳头状瘤、乳腺囊肿、乳腺小叶增生、乳腺脂肪瘤、寄生虫性囊肿,因性质未明确而怀疑乳腺纤维瘤时均可做切除术。

乳腺纤维瘤手术切除的禁忌证:乳房及其周围皮肤上有急性感染者暂不做手术;乳腺纤维瘤的诊断不明确时,可穿刺诊断,暂不立即手术;乳腺纤维瘤的疗效判定标准有变化时暂不手术。

(一)乳腺纤维腺瘤手术方法

1.乳房纤维瘤摘除术

乳房纤维瘤摘除术传统的方法是在瘤体表面做放射状切口,目的是避免损伤乳腺管,但势必会留有瘢痕。将传统的放射切口选择性地改良为乳晕切口,效果满意。

(1)传统手术切除:手术切口的设计应考虑美学与功能的需要。如需要哺乳者,应做以乳头为中心的放射状切口。若以后不需要哺乳者,可沿乳晕边缘行弧形切口。如是多发者可行乳腺下缘与胸壁交界处切口或沿乳晕切口。①在瘤体表面用亚甲蓝画一个瘤体大小的圆圈,然后由圆圈的中点至乳头用亚甲蓝画一直线,用细长针注射 0.5%利多卡因做局部浸润麻醉,始为乳晕部做半月形浸润麻醉,而后自乳晕部进针,沿亚甲蓝直线浸润麻醉至瘤体周围。②沿所画切口切开皮肤、皮下组织,分离浅筋膜,用血管钳或爱力斯夹住切口外侧筋膜,用血管钳沿乳腺组织表面分离至瘤体部位,爱力斯或缝线将瘤体牵引至直视下分离切除瘤体。③彻底止血,瘤体创面乳腺组织间断缝合数针。④皮内缝合或间断缝合乳晕切口。乳房表面用绷带适当加压包扎 24~48 小时,切除的肿块常规应做病理检查。⑤注意事项。手术时最好将整个肿瘤及其周围部分正常乳腺组织一并切除,在被切除的肿瘤以外的乳腺内,或对侧乳腺内术后再发生同样的肿瘤,不应认为复发,严格地说应为多发倾向。在原位又重新出现此种肿瘤者为复发,反复复发应警惕叶状肿瘤的可能。这种术式会在乳腺上留下瘢痕,影响美观,对于乳腺多个象限内的多个肿物不能完全切除。

(2)微创手术切除:是在腋下或乳晕等隐蔽的地方戳孔(约 3 mm),在超声或钼靶引导下应用旋切针将肿物旋切出来,痛苦小,术后只留下一个 3 mm 左右大小的印痕,恢复快,不需住院,不用拆线。而且可以通过一个切口一次性同时切除多个肿瘤,多发肿物或临床触摸不到的微小肿物的患者特别适合采用这种手术。微创旋切的技术优势还体现在对于性质不明的肿块可以在B超定位下进行活检和病理检查,对 3 mm 微小的肿瘤也可精确切除,这对于乳腺癌的早期诊断和治疗无疑也是一种非常好的方法。缺点是费用高,对于接近乳头、皮肤、乳腺边缘的肿物无法保证完全切除,易有残留等。

2.多发性乳腺纤维腺瘤的处理

多发性乳腺纤维腺瘤是指乳房部有 2 个以上的纤维腺瘤者,其发生的比例约为 15%。因为多发的乳腺纤维腺瘤可相互临近而彼此融合,亦可散布于一侧或两侧的多个部位,手术全部切除有一定的困难,所以对于那些腺瘤体积不太大的多发腺瘤,临床可予以观察,腺瘤体积有所缩小,继续观察;如肿物继续生长,体积较大,>2 cm 的腺瘤,则可考虑将其切除。切除时如果附近尚有 1 cm 左右的纤维腺瘤亦可一并切除,而距离较远且腺瘤体积较小者,则可以继续对其进行观察。由于多发性乳腺纤维腺瘤切除后,有些仍可于原部位再发,或于其他部位继续有新发的纤维腺瘤出现,因此,可在腺瘤手术切除后,即服用一段时间的中药,防止其再发。

(二)中医辨证治疗

中医称乳腺纤维瘤为乳核。多因情志内伤,肝气郁结,或忧思伤脾,运化失司,痰失内生;或冲妊失调,气滞血瘀痰凝,积聚乳腺而成。乳房纤维瘤属于中医"乳癖"范畴,其主要病因多为情志内伤,多虑善感、肝气郁结、气滞痰凝或忧思伤脾、运化失职、痰浊积聚,导致气血、痰浊凝聚而成。现代医学认为本病的发生与内分泌激素水平失调有关,是雌激素相对或绝对升高引起,因此治疗本病应根据患者不同症状表现,以疏肝解郁,活血化痰,从根本上调整机体内分泌系统。

1.辨证论治

肝气郁结,肿块小,发展缓慢,不红、不热、不痛,推之可移,可有乳腺不适,胸闷叹气。舌苔薄白,脉弦。

2.药用

复方夏枯草膏、小金丹、乳结散。

3.用药注意事项

诊断明确的小纤维瘤可服药治疗,2月无效者可行手术切除;较大的或妊娠前的纤维瘤应行手术切除。

4.疗效标准

(1)痊愈:乳房肿块消散,乳房疼痛消失。

(2)显效:乳房肿块缩小 1/2,乳房疼痛消失。

(3)有效:乳房肿块缩小不足 1/2,乳房疼痛减轻。

(4)无效:肿块无缩小或增长,疼痛未缓解。

(三)其他治疗

还有激素疗法等病因治疗。

七、预防

(1)保持良好的心态和健康的生活节奏,克服不良的饮食习惯和嗜好,有规律的工作、生活是预防乳腺疾病发生的有效方法。

(2)少穿束胸或紧身衣,合理使用文胸。型号合适的文胸对乳房健康很重要,最好能选用柔软、透气、吸水性强的棉制文胸。平时能不戴文胸时尽量不戴,不要戴文胸睡觉。

(3)慎用含雌激素类药物和保健品,慎用丰胸产品。

(4)洗澡时避免长时间用热水刺激乳房,更不要在热水中长时间浸泡,洗澡时的水温以 27 ℃左右为宜。规律的性生活能促进乳房的血液循环、性激素分泌的增加,有利于女性乳房的健康。

(5)保持适量的运动。运动不仅有助于乳房健美,还能降低乳腺疾病的发病率。

(6)每月进行乳房自检,每年进行专业检查。一般月经后的1周到两周是检查的最佳时期。如果发现乳房有肿块、乳房局部皮肤或乳头凹陷、腋窝淋巴结肿大,一定要及时就诊。

第三章　胃、十二指肠疾病

第一节　胃肠道异物

胃肠道异物主要见于误食,进食不当或经肛门塞入。美国消化内镜学会2011年《消化道异物和食物嵌塞处理指南》指出,异物摄入和食物团嵌塞在临床上并非少见,80%以上的异物可以自行排出,无须治疗。但故意摄入的异物63%～76%需要行内镜治疗,12%～16%需要外科手术取出。经肛途径异物常见于借助器具的经肛门性行为,医源性(纱布、体温计等)遗留,外伤或遭恶意攻击塞入,绝大多数可通过手法取出,少数需外科手术治疗。下文按两种途径分别阐述。

一、经口吞入异物

(一)病因

1.发病对象

多数异物误食发生在儿童,好发年龄段在6个月至6岁;成年人误食异物多发生于精神障碍,发育延迟,酒精中毒以及在押人员等,可一次吞入多种异物,也可有多次吞入异物病史;牙齿阙如的老年人易吞入没有咀嚼大块食物或义齿。

2.异物种类

报道种类相当多,多为动物骨刺、牙签、果核、别针、鱼钩、食品药品包装、义齿、硬币、纽扣电池等,也有磁铁、刀片、缝针、毒品袋及各种易于拆卸吞食的物品,有学者曾手术取出订书机、门扣、钢笔等。在押人员吞食的尖锐物品较多,常用纸片、塑料等包裹后再吞下,但仍存在风险。

（二）诊断

1.临床表现

多数病例并无明显症状。完全清醒、有沟通能力的儿童和成人,一般都能确定吞食的异物,指出不适部位。一些患者并不知道他们吞食了异物,而在数小时、数天甚至数年后出现并发症。幼儿及精神病患者可能对病史陈述不清,如果突然出现呛咳、拒绝进食、呕吐、流涎、哮鸣、血性唾液或呼吸困难等症状时,应考虑到吞食异物的可能。颈部出现肿胀、红斑、触痛或捻发音提示口咽部损伤或上段食管穿孔。腹痛、腹胀、肛门停止排气应考虑肠梗阻。发热、剧烈腹痛,腹膜炎体征提示消化道穿孔可能。在极少数情况下可出现脸色苍白、四肢湿冷,心悸、口渴,焦虑不安或淡漠以至昏迷,可能为异物刺破血管,造成失血性休克。

2.体格检查

对于消化道异物病例,病史、辅助检查远较体格检查重要。多数患者无明显体征。当出现穿孔、梗阻及出血时,相应出现腹膜炎、腹胀或休克等体征。

3.辅助检查

（1）胸腹正侧位 X 线片:可诊断大多数消化道异物及位置,了解有无纵隔和腹腔游离气体,然而鱼刺、木块、塑料、大多数玻璃和细金属不容易被发现。不推荐常规钡餐检查,因有误吸危险,且造影剂裹覆异物和食管黏膜,可能会给内镜检查造成困难。

（2）CT:可提高异物检出的阳性率,且更好的显示异物位置和与周围脏器的关系,但是对透 X 线的异物为阴性。

（3）手持式金属探测仪:可检测多数吞咽的金属异物,对儿童可能是非常有用的筛查工具。

（4）内镜检查:结肠镜和胃镜是消化道异物诊疗的最常用方法,且可以直接取出部分小异物。

需特别指出的是,一些在押人员为逃避关押,常用乳胶避孕套或透明薄膜包裹尖锐金属异物后吞食,或将金属异物贴于后背造成 X 线片假象,应当予以鉴别。

（三）治疗

首先了解通气情况,保持呼吸道通畅。

1.非手术治疗

非手术治疗包括等待或促进异物自行排出和内镜治疗。

（1）处理原则：消化道异物一旦确诊，必须决定是否需要治疗、紧急程度和治疗方法。影响处理方法的因素包括患者年龄，临床状况，异物大小、形状和种类，存留部位，内镜医师技术水平等。内镜介入的时机，取决于发生误吸或穿孔的可能性。锋利物体或纽扣电池停留在食管内，需紧急进行内镜治疗。异物梗阻食管，为防止误吸，也需紧急内镜处理。圆滑无害的小型异物则很少需要紧急处理，大多可经消化道自发排出。任何情况下异物或食团在食管内的停留时间都不能超过 24 小时。儿童患者异物存留于食管的时间可能难以确定，因此可发生透壁性糜烂、瘘管形成等并发症。喉咽部和环咽肌水平的尖锐异物，可用直接喉镜取出。而环咽肌水平以下的异物，则应用纤维胃镜。胃镜诊治可以在患者清醒状态下或是在静脉基础麻醉下进行，取决于患者年龄、配合能力、异物类型和数量。

（2）器械：取异物必须准备的器械包括鼠齿钳、鳄嘴钳、息肉圈套器、息肉抓持器、取物网、异物保护帽等。有时可先用类似异物在体外进行模拟操作，以设计适当的方案。在取异物时使用外套管可以保护气道，防止异物掉入，取多个异物或食物嵌塞时允许内镜反复通过，取尖锐异物时可保护食管黏膜免受损伤。对于儿童外套管则并不常用。异物保护帽用于取锋利的或尖锐的物体。为确保气道通畅，气管插管是一备选方法。

（3）钝性异物的处理：使用异物钳、鳄嘴钳、圈套器或者取物网，可较容易地取出硬币。光滑的球形物体最好用取物网或取物篮。在食管内不易抓取的物体，可以推入胃中以更易于抓取。有报道在透视引导下使用 Foley 导管取出不透 X 线的钝性物体的方法，但取出异物时 Foley 导管不能控制异物，不能保护气道，亦不能评估食管损伤状况，故价值有限。如果异物进入胃中，大多在 4～6 天内排出，有些异物可能需要长达 4 周。在等待异物自行排出的过程中，要指导患者日常饮食，可以增服一些富有纤维素的食物（如韭菜），以利异物排出，并注意观察粪便以发现排出的异物。小的钝性异物，如果未自行排出，但无症状，可每周进行 1 次 X 线检查，以跟踪其进程。在成人，直径＞2.5 cm 的圆形异物不易通过幽门，如果 3 周后异物仍在胃内，就应进行内镜处理。异物一旦通过胃，停留在某一部位超过 1 周，也应考虑手术治疗。发热、呕吐、腹痛是紧急手术探查的指征（图 3-1）。

（4）长形异物的处理：长度超过 6 cm 的异物，诸如牙刷、汤勺，很难通过十二指肠。可用长型外套管（＞45 cm）通过贲门，用圈套器或取物篮抓住异物拉入外套管中，再将整个装置（包括异物、外套管和内镜）一起拉出（图 3-2）。

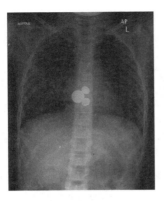

图 3-1 X 线检查见钝性异物

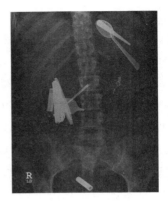

图 3-2 X 线见长形异物

(5)尖锐异物的处理:因为许多尖锐和尖细异物在 X 线下不易显示,所以,X 线检查阴性的患者必须行内镜检查。停留在食管内的尖锐异物应急诊治疗。环咽肌水平或以上的异物也可用直接喉镜取出。尖锐异物虽然大多数能够顺利通过胃肠道而不发生意外,但其并发症率仍高达 35%。故尖锐异物如果已抵达胃或近端十二指肠,应尽量用内镜取出,否则应每天行 X 线检查确定其位置,并告诉患者在出现腹痛、呕吐、持续体温升高、呕血、黑便时立即就诊。对于连续 3 天不前行的尖锐异物,应考虑手术治疗。使用内镜取出尖锐异物时,为防黏膜损伤,可使用外套管或在内镜端部装上保护兜。

(6)纽扣电池的处理:对吞入纽扣电池的患者要特别关注,因纽扣电池可能在被消化液破坏外壳后有碱性物质外泄,直接腐蚀消化道黏膜,很快发生坏死和穿孔,导致致命性并发症(图 3-3),故应急诊处理。通常用内镜取石篮或取物网都能成功。另一种方法是使用气囊,空气囊可通过内镜工作通道,到达异物远端,将气囊充气后向外拉,固定住电池一起取出。操作过程中应使用外套管或气管插管保护气道。如果电池不能从食管中直接取出,可推入胃中用取物篮取出。若电池在食管以下,除非有胃肠道受损的症状和体征,或反复 X 线检查显示较大的电池(直径>20 mm)停留在胃中超过 48 小时,否则没有必要取出。电池一旦通过十二指肠,85%会在 72 小时内排出。这种情况下每 3～4 天进行 1 次 X 线检查是适当的。使用催吐药处理吞入的纽扣电池并无益处,还会使胃中的电池退入食管。胃肠道灌洗可能会加快电池排出,泻药和抑酸剂并未证明对吞入的电池有任何作用。

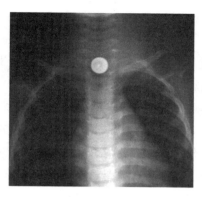

图 3-3　食管内纽扣电池的 X 线表现

(7)毒品袋的处理:"人体藏毒"是现代毒品犯罪的常见运送方法,运送人常将毒品包裹在塑料中或乳胶避孕套中吞入。这种毒品包装小袋在 X 线下通常可以看到,CT 检查也可帮助发现。毒品袋破损会致命,用内镜取出时有破裂危险,所以禁用内镜处理。毒品袋在体内若不能向前运动,出现肠梗阻症状,或怀疑毒品袋有破损可能时,应行外科手术取出。

(8)磁铁的处理:吞入磁铁可引起严重的胃肠道损伤和坏死。磁铁之间或与金属物体之间的引力,会压迫肠壁,导致坏死、穿孔、肠梗阻或肠扭转,因此应及时去除所有吞入的磁铁。

(9)硬币的处理:最常见于幼儿吞食。如果硬币进入食管内,可观察 12～24 小时,复查 X 线检查,通常可自行排出且无明显症状。若出现流涎、胸痛、喘鸣等症状,应积极处理取出硬币。若吞入大量硬币,还需警惕并发锌中毒。

(10)误食所致直肠肛管异物的处理:多因小骨片、鱼刺、小竹签等混在食物中,随进食时大口吞咽而进入消化道,随粪便进入直肠,到达狭窄的肛管上口时,因位置未与直肠肛管纵轴平行而嵌顿,可刺伤或压迫肠壁过久,导致直肠肛管损伤。小骨片等直肠异物经肛门钳夹取出一般不难,但有时异物大部分刺入肠壁,肛窥直视下不易寻找,需用手指仔细触摸确定部位,取出异物后还需仔细检查防止遗漏。

2.手术治疗

(1)处理原则:需手术治疗的情况包括如下 4 种。①尖锐异物停留在食管内,或已抵达胃或近端十二指肠,内镜无法安全取出者,或已通过近端十二指肠,每天行X 线检查连续 3 天不前行。②钝性异物停留胃内 3 周以上,内镜无法取出,或已通过胃,但停留在某一部位超过 1 周。③长形异物很难通过十二指肠,内镜也无法取出。④出现梗阻、穿孔、出血等症状及腹膜炎体征。

（2）手术方式：进入消化道的异物可停留在食管、幽门、回盲瓣等生理性狭窄处，需根据不同部位采取不同手术方式。①开胸异物取出术：尖锐物体停留在食管内，内镜无法取出，或已造成胸段食管穿孔，甚至气管割伤，形成气管-食管瘘，继发纵隔气肿、脓肿、肺脓肿等，均应行开胸探查术，酌情可采用食管镜下取出异物加一期食管修补术、食管壁切开取出异物，或加空肠造瘘术。②胃前壁切开异物取出术：适用于胃内尖锐异物，或钝性异物停留胃内3周以上，内镜无法取出者，术中全层切开胃体前壁，取出异物后再间断全层缝合胃壁切口，并作浆肌层缝合加固。③幽门切开异物取出术：适用于近端十二指肠内尖锐异物，或钝性异物停留近端十二指肠1周以上，或长形异物无法通过十二指肠，内镜无法取出者。沿胃纵轴全层切开幽门，使用卵圆钳探及近端十二指肠内的异物并钳夹取出，过程中注意避免损伤肠壁，不可强行拉出，取出异物后沿垂直胃纵轴方向横行全层缝合幽门切口，并作浆肌层缝合加固，行幽门成形术。④小肠切开异物取出术：适用于尖锐异物位于小肠内，连续3天不前行，或钝性异物停留小肠内1周以上时。术中于异物所在部位沿小肠纵轴全层切开小肠壁，取出异物后，垂直小肠纵轴全层缝合切口，并作浆肌层缝合加固。⑤结肠异物取出术：适用于尖锐异物位于结肠内连续3天不前行，或钝性异物停留结肠内1周以上，肠镜无法取出者。绝大多数结肠钝性异物可推动，对于降结肠、乙状结肠的钝性异物多可开腹后顺肠管由肛门推出，对于升结肠、横结肠的钝性异物可挤压回小肠，再行小肠切开异物取出术。对于结肠内尖锐异物，可在其所处部位切开肠壁取出，根据肠道准备情况决定是否一期缝合，也可将缝合处外置，若未愈合则打开成为结肠造瘘，留待以后行还瘘手术，若顺利愈合则可避免结肠造瘘，3个月后再将外置肠管还纳腹腔。⑥特殊情况：对于梗阻、穿孔、出血等并发症，如梗阻严重术中可行肠减压术、肠造瘘术等；穿孔至腹腔者，需行肠修补术（小肠）或肠造瘘术（结肠），并彻底清洗腹腔，放置引流；肠坏死较多者需切除坏死肠段，酌情一期吻合（小肠）或肠造瘘（结肠）；尖锐异物刺破血管者予相应止血处理。

二、经肛门置入异物

（一）病因

1.发病对象

多由非正常性行为引起，患者多见为30～50岁男性。偶有外伤造成异物插入，体内藏毒，或因排便困难用条状物抠挖过深难以取出等，极少数为医疗操作遗留。

2.异物种类

多为条状物和瓶状物,种类繁多,曾见于临床的有按摩棒、假阳具、黄瓜、衣架、茄子、苹果、雪茄、灯泡、圣诞饰品、啤酒瓶、扫帚、钢笔、木条等,也有因外伤插入的钢条,极少数情况为医源性纱布、体温计等(图 3-4)。

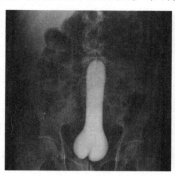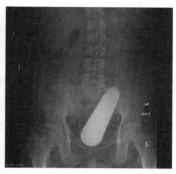

图 3-4　经肛塞入直肠的异物(X 线腹平片)

(二)诊断

1.临床表现

异物部分或全部进入直肠,造成肛门疼痛,腹胀,直肠黏膜和肛门括约肌损伤者有疼痛及出血,若导致穿孔可出现剧烈腹痛、会阴坠胀、发热等症状,合并膀胱损伤者有血尿、腹痛、排尿困难等症状。一部分自行取出异物的患者,仍有可能出现出血和穿孔,此类患者往往羞于讲述病因,可能为医师诊断带来困难。较轻的异物性肛管直肠损伤,由于就诊时间晚,多数发生局部感染症状。

2.体格检查

由于患者多羞于就医,就医前多自行反复试图取出异物,就医后也可能隐瞒部分病史,因此体格检查尤为重要。腹部体检有腹膜炎体征者,应怀疑穿孔和腹腔脏器损伤,肛门指诊为必需项目,可触及异物,探知直肠和括约肌损伤情况。

3.辅助检查

体格检查怀疑穿孔可能时,血常规检查白细胞计数和中性粒细胞比值升高有助于帮助判断。放射学检查尤为重要,腹部立卧位 X 线片可显示异物形状、位置,CT 有助于判断是否穿孔及发现其他脏器损伤。

(三)治疗

1.处理原则

(1)对直肠异物病例首先需明确是否发生直肠穿孔,向腹腔穿孔将造成急性腹膜炎,腹膜返折以下穿孔将引起直肠周围间隙严重感染。X线腹平片可显示异物位置和游离气体,可帮助诊断穿孔。若患者出现低血压,心动过速,严重腹痛或会阴部红肿疼痛,发热,体查发现腹膜炎体征,X线腹平片存在游离气体,可诊断为直肠穿孔。应立即抗休克和抗生素治疗,尽快完善术前准备,放置尿管,急诊手术。若病情稳定,生命体征正常,但不能排除穿孔,可行CT检查以协助诊断。此类穿孔通常发生于腹膜返折以下,CT可发现直肠系膜含气、积液,周围脂肪模糊。当异物被取出或进入乙状结肠,行肛门镜或肠镜检查可明确乙状结肠直肠损伤或异物位置。

(2)对于没有穿孔和腹膜炎,生命体征稳定的患者,大多数异物可在急诊室或手术室内取出。近肛门处异物可直接或在骶麻下取出。对远离肛门进入直肠上段或乙状结肠的异物不可使用泻剂和灌肠,这可能造成直肠损伤,甚至可能将异物推至更近端的结肠,可尝试在肛门镜或肠镜下取出,否则只能手术取出异物。

(3)取出异物后,应再次检查直肠,以排除缺血坏死或肠壁穿孔。

(4)应当指出的是,直肠异物患者中同性恋者较多,为人类免疫缺陷病毒(HIV)感染高危人群,在处理直肠异物尤其是尖锐异物时,医务人员应注意自身防护。

2.经肛异物取出

多采用截石位,有利于暴露肛门,而且便于下压腹部,以助取出异物。

使直肠和肛门括约肌放松是经肛异物取出的关键,可以用腰麻、骶麻或静脉麻醉,配合充分扩肛,以利于暴露和观察。如果异物容易被手指触到,可在扩肛后使用Kocher钳或卵环钳夹持住异物,将其拉至肛缘取出。之后需用乙状结肠镜或肠镜检查远端结肠和直肠有无损伤。直肠异物种类很多,需根据具体情况设计不同方式取出。

(1)钝器:如前所述,在患者充分镇静、扩肛、异物靠近肛管的情况下,使用器械钳夹或手指可较为容易地取出异物。在操作过程中可要求患者协助作用力排便动作,使异物下降靠近肛管,以便取出(图3-5)。

(2)光滑物体:光滑物体如酒瓶、水果等不易抓取,水果等破碎后无伤害的物体可以破碎后取出,但酒瓶、灯泡等破裂后可造成损伤的物体应小心避免其破碎。光滑异物与直肠黏膜紧密贴合,将异物向下拉扯时可形成真空吸力妨碍取出,此时可尝试放置Foley尿管在异物与直肠壁之间,扩张尿管球囊,使空气进入,去除真空状态,取出异物(图3-6)。

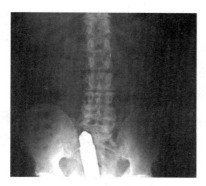

图 3-5　直肠内钝器的 X 线表现

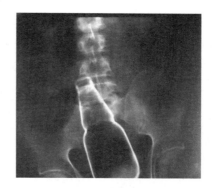

图 3-6　直肠内光滑物体 X 线表现

（3）尖锐物体：尖锐物体的取出比较困难，而且存在黏膜撕裂、出血、穿孔等风险，需要外科医师在直视或内镜下仔细、耐心操作。异物取出后应再次检查直肠以排除损伤（图 3-7）。

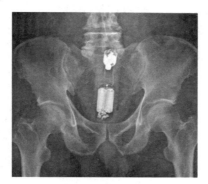

图 3-7　直肠内尖锐物体 X 线表现

3.肠镜下异物取出

该方法适用于上段直肠或中下段乙状结肠,肠镜可提供清晰的画面,可观察到细小的直肠黏膜损伤。有报道使用肠镜可顺利取出 45% 的乙状结肠异物和 76% 的直肠异物,而避免了外科手术。常用方法是用息肉圈套套住异物取出。使用肠镜还可起到去除真空状态的作用,适用于光滑异物的取出。成功取出异物后应在肠镜下再次评估结直肠损伤情况。

4.手术治疗

经肛门或内镜多次努力仍无法取出异物时需手术取出。有穿孔、腹膜炎等情况也是明确的手术适应证。在开腹或腹腔镜手术中,可尝试将异物向远端推动,以尝试经肛门取出。不能成功则须开腹切开结肠取出异物,之后可根据结肠清洁程度一期缝合,或将缝合处外置。若异物已导致结直肠穿孔,则按结直肠损伤处理。还应注意勿遗漏多个异物,或已破碎断裂的异物部分。

(四)并发症及术后处理

直肠异物最危险的并发症是直肠或乙状结肠穿孔,接诊医师应作三方面的判断:①患者全身情况。②是否存在穿孔,穿孔部位位于腹腔还是腹膜返折以下。③腹腔穿刺是否存在粪样液体。治疗的 4D 原则是粪便转流,清创,冲洗远端和引流。

若发现直肠黏膜撕裂,最重要的是确认有否肠壁全层裂伤,若排除后,较小的撕裂出血一般为自限性,无须特殊处理,而撕裂较大时需在麻醉下缝合止血,或用肾上腺素生理盐水纱布填塞。术后 3 天内应调整饮食或经肠外营养支持,尽量减少大便。

开腹取异物术后易发切口感染,对切口的处理可采用甲硝唑冲洗、切口内引流,或采用全层减张缝合关腹,并预防性使用抗生素。

若因肛门括约肌损伤或断裂导致不同程度大便失禁,需进行结肠造瘘术、括约肌修补或成形术和造瘘还纳术的多阶段治疗。

第二节 胃 憩 室

胃憩室可分类为真性和假性两类。对外科医师而言,在手术时区分这两类是非常明显的,但 X 线检查却会引起诊断困难。

假性胃憩室通常是由于良性溃疡造成深度穿透或局限性穿孔。其他因素包括坏死性肿瘤和粘连向外牵张等。这些胃憩室的壁可能不包含任何可辨认的胃壁。

真性的胃憩室较假性少见。可能会有多发性的,通常憩室壁由胃壁的所有层次组成。病因不确定,可能是先天性的。在所有的胃肠憩室病例报道中,真性胃憩室约占 3%。

一、发生率

有文献报道 412 例真性胃憩室,其中的 165 例是 380 000 例常规钡餐检查中发现,发生率为 0.04%。然而在 Meerhof 系列报道中,在 7 500 例常规 X 线钡餐检查中,发现 30 例憩室,发生率为 0.4%。尽管两组发生率相差 10 倍,但不可能代表胃憩室发生率的真正差异,可能与小的病灶易被疏漏及检查者经验等因素有关。

二、病理

胃憩室以发生在右侧贲门的后壁为多见。在 Meerhof 的报道中,80% 的患者是属于近贲门的胃憩室,其余的多为近幽门的胃憩室。Patmer 报道所收集的 342 例胃憩室中,259 例在胃远端的后壁(73%),31 例在胃窦,29 例在胃体,15 例在幽门,8 例在胃底。

胃憩室大小差异很大,通常为直径 1~6 cm,呈囊状或管状。胃腔和憩室间孔大的可容纳 2 个指尖,最小的只能用极细的探针探及。多数孔径为 2~4 cm。开口的大小与并发症有关,宽颈开口憩室内容物不滞留,并发症发生率较低;腔颈较小者,食物残渣易滞留和细菌过度繁殖,可能引发炎症。另外,憩室开口小者钡剂难以进入憩室腔内,X 线钡餐检查不易发现。

三、临床表现与并发症

憩室可能发生在任何年龄,但最常发生在 20~60 岁的成年人。Palmer 组,成年人占 80%。儿童通常是真性憩室,且易发生并发症。大部分胃憩室是无症状的,有时在一些患者中,充满食物残渣的胃大憩室会引起上腹部胀感及不适,但在缺乏特殊的并发症者,手术切除憩室后很少能减缓症状。

胃憩室并发症罕见。由于内容物滞留和细菌过度繁殖可导致急性憩室炎,严重时会发生穿孔。炎症致局部憩室壁黏膜和血管糜烂,可引起出血和便血。穿孔伴出血则导致血腹。有个案报道成年人胃憩室造成幽门梗阻。罕见的是,憩室内出现恶性肿瘤,异物和胃石。

四、诊断

除发生并发症外,大部分胃憩室无任何症状,故多系在上消化道疾病检查时偶然发现的。在没有其他病理情况时发现憩室较困难。

憩室在上部胃肠道钡餐检查中表现为胃腔的突出物,周围平整圆滑,对照剂有时聚集在囊袋底部,当患者站立时,囊内上部有空气。发生于胃前壁或胃后壁的憩室很容易被忽视,除非使用气钡双重对比造影技术,并取患者头低位或站立位进行检查。小憩室可被误认为穿透性胃溃疡,反之亦然。两者的区分取决于病变的部位,由于近贲门溃疡是少见的。其他运用钡餐进行鉴别诊断的包括贲门癌、贲门裂隙疝、食管末端憩室和皮革样胃。

患者口服对照造影剂 CT 扫描通常能显示憩室。若不给予对照剂,或憩室没有对照物填充,CT 结果会与肾上腺肿瘤相似。

内镜对鉴别诊断是最有价值的。

五、治疗

仅显示有憩室存在并非手术切除的指征。经常显现模糊的消化不良症状,而无其他异常或憩室的并发症,则手术治疗不会减轻患者的症状。

手术仅适应于有并发症时,如发生憩室炎或出血,或合并其他病灶出现者。当诊断不能确定,剖腹探查是最后手段。

六、手术方法

手术由憩室部位和有无合并病灶而定。

若憩室近贲门,游离胃左侧大网膜,以显露近胃食管孔的后方,小心分离粘连、胃壁和胰腺,显露分离憩室,需要时可牵引憩室以利显露,切除憩室、残端双层缝合。

若剖腹探查时不易发现憩室时,可钳闭胃窦,经鼻胃管注入盐水充盈胃,可能易于发现。

胃小弯和大弯侧憩室做"V"形切除,缝合裂口。幽门窦的憩室可施行部分胃切除术治疗,若合并胃部病灶时尤其适合。

第三节　十二指肠内瘘

十二指肠内瘘是指在十二指肠与腹腔内的其他空腔脏器之间形成的病理性通道开口分别位于十二指肠及相应空腔脏器。十二指肠仅与单一脏器相沟通称"单纯性十二指肠内瘘",与 2 个或以上的脏器相沟通则称为"复杂性十二指肠内瘘"前者临床多见,后者较少发生。内瘘时十二指肠及相应空腔脏器的内容物可通过该异常通道相互交通,由此引起感染、出血体液丧失(腹泻呕吐)、水、电解质紊乱、器官功能受损以及营养不良等一系列改变。

先天性十二指肠内瘘极为罕见,仅见少数个案报道十二指肠可与任何相邻的空腔脏器相沟通形成内瘘,但十二指肠胆囊瘘是最常见的一种类型,据统计其发生率占十二指肠内瘘的44%～83%,十二指肠胆总管瘘占胃肠道内瘘的5%～25%。韦靖江报道胆内瘘72例,其中十二指肠胆总管瘘,占8.3%(6/72)。其次为十二指肠结肠瘘,十二指肠胰腺瘘发生罕见。

一、病因

十二指肠内瘘形成的原因较多,如先天发育缺陷医源性损伤、创伤、疾病等。在疾病中,可由十二指肠病变所引致,如十二指肠憩室炎,亦可能是十二指肠毗邻器官的病变所造成,如慢性结肠炎胆结石等。一组资料报道,引起十二指肠内瘘最常见的病因是医源性损伤其次是结石、开放性和闭合性损伤。肿瘤、结核、溃疡病、克罗恩病及放射性肠炎等病理因素<10%。

(一)先天因素

真正的先天性十二指肠内瘘极为罕见,仅见少数个案报道。许敏华等报道1例先天性胆囊十二指肠内瘘,术中见十二指肠与胆囊间存在异常通道,移行处黏膜均光滑,无瘢痕。

(二)医源性损伤

医源性损伤引起的十二指肠内瘘一般存在于十二指肠与胆总管之间,多见于胆管手术中使用硬质胆管探条探查胆总管下端所致,因解剖上胆总管下端较狭小,探查时用力过大穿破胆总管和十二指肠壁,形成胆总管十二指肠乳头旁瘘。薛兆祥等报道8例胆管术后发生胆总管十二指肠内瘘,均是由于胆总管炎性狭窄,胆管探条引入困难强行探查所致提示对胆总管炎性狭窄胆总管探查术中使用探条应慎重,不可暴力探查以减少医源性损伤。再者胆总管T形管引流时,T形管放置位置过低、置管时间过长、T形管压迫十二指肠壁致缺血坏死穿孔,引起胆总管十二指肠内瘘,亦属于医源性损伤。樊献军等报道2例胆管术后T形管压迫十二指肠穿孔胆总管T形管引流口与十二指肠穿孔处形成十二指肠内瘘,由此提示:胆总管T形管引流时位置不宜放置过低,或者在T形管与十二指肠之间放置小块大网膜并固定、隔断以免压迫十二指肠,造成继发性损伤。

(三)结石

十二指肠内瘘常发生于十二指肠与胆管系统间,大多数是被胆石穿破的结果。90%以上的胆囊十二指肠瘘,胆总管十二指肠瘘,胆囊十二指肠结肠瘘,均来自慢性胆囊炎、胆石症内瘘多在胆、胰十二指肠汇合区,与胆管胰腺疾病有着更多关系,胆囊炎、胆石症的反复发作导致胆囊或胆管与其周围某一器官之间的粘连,是后来形成内瘘的基础。在粘连的基础上,胆囊内的结石压迫胆囊壁引起胆囊壁缺血、坏死、穿孔并与另一器官相通形成内瘘。胆囊颈部是穿孔形成内瘘最常见部位之一,这与胆囊管比较细小、胆囊受炎症或结石刺激后强烈收缩、颈部承受压力较大有关。胆囊炎反复发作时最常累及的器官是十二指肠、结肠和胃,当胆管系统因炎症与十二指肠粘连,胆石即可压迫十二指肠造成肠壁的坏死、穿孔、自行减压引流,胆石被排到十二指肠从而形成胆囊十二指肠瘘、胆总管十二指肠瘘、胆囊十二指肠结肠瘘。这种因结石嵌顿、梗阻、感染导致十二指肠穿孔自行减压形成的内瘘,常常是机体自行排石的一种特殊过程或视为胆结石的一种并发症,有时可引起胆石性肠梗阻。

(四)消化性溃疡

十二指肠的慢性穿透性溃疡,常因慢性炎症向邻近脏器穿孔而形成内瘘,如溃疡位于十二指肠的前壁或侧壁者可穿入胆囊,形成胆囊十二指肠瘘。而溃疡位于十二指肠后壁者穿入胆总管,引起胆总管十二指肠瘘,十二指肠溃疡亦可向下穿入结肠引起十二指肠结肠瘘,或胆囊十二指肠结肠瘘。也有报道穿透性幽门旁溃疡所形成的胃、十二指肠瘘,肝门部动脉瘤与十二指肠降部紧密粘连向十二指肠内破溃而导致大出血的报道,亦是一种特殊的十二指肠内瘘。因抗分泌药对十二指肠溃疡的早期治疗作用,由十二指肠溃疡引起的十二指肠内瘘目前临床上已十分少见。

(五)恶性肿瘤

恶性肿瘤引起的十二指肠内瘘亦称为恶性十二指肠内瘘,主要是十二指肠癌浸润结肠肝曲或横结肠,或结肠肝区癌肿向十二指肠的第 3、4 段浸润穿孔所致。Hersheson 收集 37 例十二指肠结肠瘘,其中19 例起源于结肠癌。近年国内有报道十二指肠结肠瘘是结肠癌的少见并发症,另外十二指肠或结肠的霍奇金淋巴瘤,或胆囊的癌肿也可引起十二指肠内瘘。随着肿瘤发病率的增高,由恶性肿瘤引起十二指肠内瘘的报道日益增多。

(六)炎性疾病

因慢性炎症向邻近脏器浸润穿孔可形成内瘘。炎性疾病包括十二指肠憩室炎、克罗恩病溃疡性结肠炎、放射性肠炎及肠道特异性感染,如腹腔结核等均可引起十二指肠结肠瘘或胆囊十二指肠结肠瘘。

二、发病机制

先天性十二指肠内瘘的病理改变:异常通道底部为胆囊黏膜,颈部为十二指肠腺体上方0.5 cm可见胆囊腺体与十二指肠腺体相移行证实为先天性异常。王元和谭卫林报道2例手术证实的先天性十二指肠结肠瘘均为成年女性。内瘘瘘管都发生在十二指肠第三部与横结肠之间。鉴于消化系统发生的胚胎学研究，十二指肠后1/3与横结肠前2/3同属中肠演化而来。因此从胚胎发生学的角度来分析，如果中肠在胚胎发育过程中发生异常，则形成这类内瘘是完全有可能的。

三、检查

(一)实验室检查

选择做血、尿、便常规，生化及电解质检查。

(二)其他辅助检查

1.X线检查

X线检查包括腹部透视、腹部平片和消化道钡剂造影。

(1)腹部透视和腹部平片：有时可见胆囊内积气，是诊断十二指肠内瘘的间接依据但要与产气杆菌引起的急性胆囊炎相鉴别。十二指肠肾盂(输尿管)瘘时，腹部平片可见肾区有空气阴影和不透X线的结石(占25%~50%)。

(2)消化道钡剂造影：消化道钡剂造影能提供内瘘存在的直接依据，可显示十二指肠内瘘瘘管的大小、走行方向、有无岔道及多发瘘。

上消化道钡剂造影：可见影像有以下几种。①胃、十二指肠瘘：胃幽门管畸形及与其平行的幽门管瘘管。②十二指肠胆囊瘘：胆囊或胆管有钡剂和/或气体，瘘管口有黏膜征象。以前者更具诊断意义此外，胆囊造瘘时不显影也为间接证据之一。③十二指肠结肠瘘：结肠有钡剂充盈。④十二指肠胰腺瘘：钡剂进入胰腺区域。

下消化道钡剂灌肠：可发现钡剂自结肠直接进入十二指肠或胆管系统，对十二指肠结肠瘘的正确诊断率可达90%以上做结肠气钡双重造影，可清楚地显示瘘管的位置，结合观察显示的黏膜纹，有助于鉴别十二指肠结肠瘘、空肠结肠瘘、结肠胰腺瘘和结肠肾盂瘘。

(3)静脉肾盂造影：十二指肠肾盂(输尿管)瘘患者行此检查时，因病肾的功能遭到破坏，常不能显示瘘的位置，但从病肾的病变可提供瘘的诊断线索；并且治疗也需要通过造影来了解健肾的功能，所以仍有造影的意义。

2.超声、CT、MRI检查

可从不同角度不同部位显示肝内外胆管结石及消化道病变的部位、范围及胆管的形态学变化,而对十二指肠内瘘的诊断只能提供间接的诊断依据。如胆管积气、结肠瘘浸润十二指肠等。

3.ERCP检查

内镜可直接观察到十二指肠内瘘的瘘口,同时注入造影剂,可显示瘘管的走行大小等全貌,确诊率可达100%,是十二指肠内瘘最可靠的诊断方法。

4.内镜检查

(1)肠镜检查:可发现胃肠道异常通道的开口,并做鉴别诊断。十二指肠镜进入十二指肠后见黏膜呈环形皱襞柔软光滑,乳头位于十二指肠降段内侧纵行隆起的皱襞上,一般瘘口位于乳头开口的上方,形态多呈不规则的星状形,无正常乳头形态及开口特征。当瘘口被黏膜覆盖时不易发现,但从乳头开口插管,导管可从瘘口折回至肠腔,改从乳头上方瘘口插管,异常通道显影而被确诊,此时将镜面靠近瘘口观察,可见胆汁或其他液体溢出。内镜下十二指肠内瘘应注意与十二指肠憩室相鉴别,憩室也可在十二指肠乳头附近有洞口,但边缘较整齐,开口多呈圆形,洞内常有食物残渣,拨开残渣后能见到憩室底部导管向洞内插入即折回肠腔注入造影剂可全部溢出,同时肠道内可见到造影剂,而无异常通道显影。一组资料报道47例胆总管十二指肠内瘘同时合并十二指肠憩室5例,有1例乳头及瘘口均位于大憩室的腔内,内镜检查后立即服钡剂检查,证实为十二指肠降段内侧大憩室纤维结肠镜检查对十二指肠结肠瘘可明确定位,并可观察瘘口大小,活组织检查以确定原发病灶的性质为选择手术方式提供依据。

(2)腹腔镜检查:亦可作为十二指肠内瘘诊断及治疗的手段且有广泛应用前景。

(3)膀胱镜检查:疑有十二指肠肾盂(输尿管)瘘时,此检查除可发现膀胱炎征象外,尚可在病侧输尿管开口处看到有气泡或脓性碎屑排出;或者经病侧输尿管的插管推注造影剂后摄片,可发现十二指肠内有造影剂。目前诊断主要依靠逆行肾盂造影,将近2/3的患者是阳性。

5.骨炭粉试验

口服骨炭粉,15~40分钟后有黑色炭末自尿中排出。此项检查仅能肯定消化道与泌尿道之间的内瘘存在,但不能确定瘘的位置。

四、临床表现

十二指肠瘘发生以后,患者是否出现症状,应视与十二指肠相通的不同的空腔脏器而异。与十二指肠相交通的器官不同,内瘘给机体带来的后果亦不同,由此产生的症状常因被损害的器官的不同而差异较大,如十二指肠胆管瘘是以胆管感染为主要病变,故临床以肝脏损害症状为主;而十二指肠结肠瘘则以腹泻、呕吐、营养不良等消化道症状为主。

(一)胃、十二指肠瘘

胃、十二指肠瘘可发生于胃与十二指肠球部横部及升部之间,几乎都是由于良性胃溃疡继发感染、粘连继而穿孔破入与之粘连的十二指肠球部,或因胃穿孔后形成局部脓肿,继而破入十二指肠横部或升部。胃、十二指肠瘘形成后,对机体的生理功能干扰不大,一般多无明显症状。绝大部分患者都因长期严重的溃疡症状而掩盖了瘘的临床表现;少数患者偶尔发生胃输出道梗阻。

(二)十二指肠胆囊瘘

十二指肠胆囊瘘症状颇似胆囊炎如嗳气、恶心呕吐、厌食油类、消化不良,有时有寒战高热、腹痛,出现黄疸而酷似胆管炎、胆石症的表现。有时表现为十二指肠梗阻,也有因胆石下行到肠腔狭窄的末端回肠或回盲瓣处而发生梗阻,表现为急性机械性肠梗阻症状,如为癌症引起,则多属晚期,其症状较重,且很快出现恶病质。

(三)十二指肠胆总管瘘

通常只出现溃疡病的症状,有少数可发生急性化脓性胆管炎而急诊入院。

(四)十二指肠胰腺瘘

十二指肠胰腺瘘发生之前常先有胰腺脓肿或胰腺囊肿的症状,故可能追问出有上腹部肿块的病史。其次,多数有严重的消化道出血症状。手术前不易明确诊断。Berne 和 Edmondson 认为消化道胰腺瘘具有 3 个相关的临床经过,即胰腺炎后出现腹内肿块及突然出现严重的胃肠道出血,应警惕内瘘的发生;腹内肿块消失之时,常为内瘘形成之日,这个经验可供诊断时参考。

(五)十二指肠结肠瘘

良性十二指肠结肠瘘常有上腹部疼痛、体重减轻、乏力、胃纳增大,大便含有未消化的食物或严重的水泻。有的患者伴有呕吐,可闻到呕吐物中的粪臭结合既往病史有诊断意义。内瘘发生的时间,据统计从 1~32 周,多数(70%以上)患者至少在内瘘发生 3 个月才被确诊而手术。内瘘存在时间越长,症状就越突然,后果也越严重。先天性十二指肠结肠瘘最突出的症状是腹泻,往往自出生即出现,病史中查不到腹膜炎、肿瘤和腹部手术的有关资料。由于先天性内瘘在十二指肠一侧开口位置较低而且内瘘远端不存在梗阻,故很少发生粪性呕吐与腹胀。如无并发症,则不产生腹痛。要注意与非先天性良性十二指肠结肠瘘的区别。若为恶性肿瘤浸润穿破所造成的十二指肠结肠瘘,除了基本具备上述症状外,病情较重,恶化较快,常同时又有恶性肿瘤的相应症状。

(六)十二指肠肾盂(输尿管)瘘

十二指肠肾盂(输尿管)瘘临床上可先发现有肾周围脓肿,即病侧腰痛局部有肿块疼痛向大腿或睾丸放射,腰大肌刺激征阳性。以后尿液可有气泡,或者尿液混浊,或有食物残渣,以及尿频、尿急尿痛等膀胱刺激症状。如果有突然发生水样、脓性腹泻同时伴有腰部肿块的消失,往往提示内瘘的发生。此时腰痛减轻,也常有脱水及血尿。此外尚有比较突出的消化道症状如恶心、呕吐和厌食肾结石自肛门排出甚为罕见未能得到及时治疗者呈慢性病容乏力和贫血,有时可以引起明显的脓毒血症,患者始终有泌尿道的感染症状,有的患者有高氯血症的酸中毒。有学者曾报道1例先天性输尿管十二指肠瘘并发尿路蛔虫病,患者自4岁起发病到18岁就诊止估计自尿道排出蛔虫达400条左右,该例经手术证实且治愈。原武汉医学院附属第一医院泌尿外科报道1例5岁男性右输尿管十二指肠瘘的患者,也有排蛔虫史,由于排蛔虫,首先想到的是膀胱低位肠瘘,很容易造成误诊。该例手术发现不仅右输尿管上段与十二指肠间有一瘘管,而且右肾下极1 cm处有一交叉瘘管与十二指肠降部相通,实为特殊。故对尿路蛔虫病的分析不能只局限于膀胱低位肠瘘的诊断。

五、并发症

(1)感染是最常见的并发症,严重者可发生败血症。

(2)合并水、电解质紊乱。

(3)出血、贫血亦是常见并发症。

六、诊断

十二指肠内瘘,术前诊断较为困难,因为大部分十二指肠内瘘缺乏特征性表现,漏诊率极高。有学者报道10例胆囊十二指肠内瘘,术前诊断7例为胆囊炎胆囊结石,3例诊断为肠梗阻提高十二指肠内瘘的正确诊断率,应注意以下几个方面。

(一)病史

正确详细的既往史、现病史是临床诊断的可靠信息来源,有下列病史者应考虑有十二指肠内瘘存在的可能。

（1）既往有反复发作的胆管疾病史尤其是曾有胆绞痛黄疸后又突然消失的患者。

（2）既往彩超或 B 超提示胆囊内有较大结石，近期复查显示结石已消失，或移位在肠腔内。

（3）长期腹痛、腹泻消瘦、乏力伴程度不等的营养不良。

（二）辅助检查

十二指肠内瘘诊断的确定常需要借助影像学检查，如 X 线检查、彩超或 B 超、CT、MRI、ERCP 等，能提供直接的或间接的影像学诊断依据，或内镜检查发现胃肠道异常通道的开口等即可明确诊断。

七、治疗

十二指肠内瘘的治疗分为手术治疗和非手术治疗，如何选择争议较大。

（一）非手术治疗

鉴于部分十二指肠内瘘可以自行痊愈，加之部分十二指肠内瘘可以长期存在而不发生症状，目前多数学者认为只对有临床症状的十二指肠内瘘行手术治疗，方属合理。一组资料报道 13 年行胆管手术186 例，术后发生 8 例胆总管十二指肠内瘘（4.7%），经消炎、营养支持治疗，6 例内瘘治愈（75%）仅有 2 例经非手术治疗不好转而改行手术治疗而治愈。非手术治疗包括纠正水、电解质紊乱、选用有效足量的抗生素控制感染积极的静脉营养支持，必要时可加用生长激素严密观察生命体征及腹部情况，如临床表现不好转应转手术治疗。

（二）手术治疗

在输液（建立两条输液通道）输血、抗感染等积极抗休克与监护下施行剖腹探查术。

1.胃、十二指肠瘘

根据胃溃疡的部位和大小，做胃大部分切除术及妥善地缝闭十二指肠瘘口，疗效均较满意。若瘘口位于横部及升部，往往炎症粘连较重，手术时解剖、显露瘘口要特别小心避免损伤肠系膜上动脉或下腔静脉。Webster 推荐在解剖、显露十二指肠瘘口之前，先游离、控制肠系膜上动脉和静脉，这样既可避免术中误伤血管，又可减轻十二指肠瘘口的修补张力。

2.十二指肠胆囊瘘

术中解剖时应注意十二指肠胆囊瘘管位置有瘘口短而较大的直接内瘘，也有瘘管长而狭小的间接内瘘。由于粘连多,解剖关系不易辨认,故宜先切开胆囊,探明瘘口位置与走向,细致地游离,才不致误伤十二指肠及其他脏器,待解剖完毕后,切除十二指肠瘘口边缘的瘢痕组织,再横行缝合十二指肠壁。若顾虑缝合不牢固者,可加用空肠浆膜或浆肌片覆盖然后探查胆总管是否通畅置 T 管引流,最后切除胆囊。对瘘口较大或炎性水肿较重者,应做相应的十二指肠或胃造口术进行十二指肠减压引流,以利缝合修补的瘘口愈合,术毕须放置腹腔引流。

3.十二指肠胆总管瘘

单纯性的由十二指肠溃疡并发症引起的十二指肠胆总管瘘可经非手术治疗而痊愈。对经常发生胆管炎的病例或顽固的十二指肠溃疡须行手术治疗,否则内瘘不能自愈。较好的手术方法是迷走神经切断胃次全切除的胃空肠吻合术。十二指肠残端的缝闭,可采用 Bancroft 法。十二指肠胆总管无须另做处理,胃内容改道后瘘管可以自行闭合。如有胆管结石、胆总管积脓,则不宜用上述手术方法。应先探查胆总管胆管内结石、积脓、食物残渣等均须清除、减压,置 T 形管引流;或者待十二指肠与胆总管分离后分别修补十二指肠和胆总管的瘘孔,置"T"形管引流另外做十二指肠造口减压。切除胆囊,然后腹腔安置引流。

4.十二指肠胰腺瘘

关键在于胰腺脓肿或囊肿得到早期妥善的引流,及时解除十二指肠远端的梗阻和营养支持,则十二指肠胰腺瘘均能获得自愈。因胰液侵蚀肠壁血管造成严重的消化道出血。如非手术治疗无效,应及时进行手术,切开十二指肠壁,用不吸收缝线缝扎出血点。

5.十二指肠结肠瘘

有学者曾报道 1 例因溃疡穿孔形成膈下脓肿所致的十二指肠结肠瘘,经引流膈下脓肿后,瘘获得自愈结核造成内瘘者,也有应用抗结核治疗后而痊愈的报道,但大多数十二指肠结肠瘘内瘘(包括先天性),均需施行手术治疗。由于涉及结肠,术前须注意充分的肠道准备与患者全身状况的改善。良性的可做单纯瘘管切除,分别做十二指肠和结肠修补,缝闭瘘口;若瘘口周围肠管瘢痕较重或粘连较多,行瘘口周围肠切除和肠吻合术。对位于十二指肠第三部的内瘘切除后,有时十二指肠壁缺损较大,则修补时应注意松解屈氏韧带,以及右侧系膜上血管在腹膜后的附着处,保证修补处无张力。必要时应用近段空肠襻的浆膜或浆肌覆盖修补十二指肠壁的缺损。由十二指肠溃疡引起者,只要患者情况允许宜同时做胃次全切除术。先天性者,有多发性瘘的可能,因此手术时要认真而仔细地探查,防止遗漏。因结肠癌浸润十二指肠而引起恶性内瘘者,视具体情况选择根治性手术或姑息性手术。

（1）根治性手术：Callagher曾介绍以扩大的右半结肠切除术治疗位于结肠肝曲恶性肿瘤所致的十二指肠结肠瘘。所谓的扩大右半结肠切除，即标准右半结肠切除加部分性胰十二指肠切除然后改建消化道。即行胆总管（或胆囊）-空肠吻合，胰腺-空肠吻合（均须分别用橡皮管或塑料管插管引流），胃-空肠吻合，回肠-横结肠吻合术。

（2）姑息性手术：对于无法切除者，可做姑息性手术。即分别切断胃幽门窦横结肠、末端回肠，再分别闭锁胃与回肠的远端，然后胃-空肠吻合回肠-横结肠吻合与空肠输出襻同近侧横结肠吻合。无论是根治性或姑息性手术，术中均需安置腹腔引流。

6.十二指肠肾盂（输尿管）瘘

（1）引流脓肿：伴有肾周围脓肿或腹膜后脓肿者，须及时引流。

（2）排除泌尿道梗阻：如病肾或输尿管有梗阻应设法引流，可选择病侧输尿管逆行插管或暂时性肾造口术。经上述治疗，有少数瘘管可闭合自愈。

（3）肾切除和瘘修补术：病肾如已丧失功能或者是无法控制的感染而健肾功能良好，可考虑病肾的切除，以利内瘘的根治。采用经腹切口，以便同时做肠瘘修补。因慢性炎症使肾周围粘连较多解剖关系不清，故对术中可能遇到的困难有充分的估计并做好相应准备，包括严格的肠道准备。十二指肠侧瘘切除后做缝合修补，并做十二指肠减压，腹腔内和腹膜外的引流。

（4）十二指肠输尿管瘘多数需将病肾和输尿管全切除。如仅在内瘘的上方切除肾和输尿管，而未切除其远侧输尿管，则瘘可持续存在。少数输尿管的病变十分局限，肾未遭到严重破坏，则可考虑做病侧输尿管局部切除后行端端吻合术。术后须严密观察病情，继续应用有效的抗生素给予十二指肠减压。

第四节　十二指肠憩室

消化道憩室最常见的部位是结肠，其次为小肠，而小肠憩室最常发生于十二指肠，即十二指肠憩室（图3-8）。最早在1710年由法国病理学家Chome报道，1913年Case首先用X线钡剂造影发现十二指肠憩室，1914年Bauer对1例产

生梗阻症状的十二指肠憩室行胃-空肠吻合术,1915 年 Forsell 和 Key 首次切除
1 例经 X 线检查出的十二指肠憩室。根据目前的文献统计,十二指肠憩室的钡
剂造影检出率为1%~6%,内镜检出率为 12%~27%,尸检检出率更高,为
15%~22%。

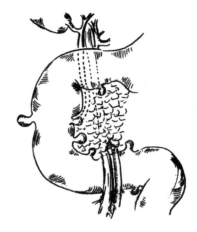

图 3-8　十二指肠憩室示意图

一、病因

憩室产生的确切原因尚不清楚,多认为因先天性肠壁局限性肌层发育不全
或薄弱,在肠内突然高压,长期持续、反复压力增高时,肠壁薄弱处黏膜及黏膜下
层突出形成憩室。肠壁外炎症组织形成的粘连瘢痕牵拉亦可导致憩室发生。故
不同类型的憩室,其产生原因也有所不同。

(一)先天性憩室

非常少见,为先天性发育异常,出生时即存在。憩室壁的结构包括肠黏膜、
黏膜下层及肌层,与正常肠壁完全相同,又称为真性憩室。

(二)原发性憩室

部分肠壁存在先天性解剖缺陷,因肠内压增高而使该处肠黏膜及黏膜下层
向外突出形成憩室。罕见的黏膜和黏膜下层向内突出形成十二指肠腔内憩室,
多位于乳头附近,呈息肉样囊袋状。此种憩室壁的肌层组织多阙如或薄弱。

(三)继发性憩室

多由十二指肠溃疡瘢痕收缩或慢性胆囊炎粘连牵拉所致,故均发生在十二
指肠球部,又称为假性憩室。

二、病理生理

十二指肠憩室多数可终身没有症状，也没有病理改变，仅在并发憩室炎症或出血时出现相应病理变化和临床症状。

(一)好发部位

十二指肠憩室以单发性多见，多发罕见。原发性憩室 70％位于十二指肠降部，20％位于水平部，10％位于升部。继发性憩室则多在十二指肠球部。文献统计 60％～95％的憩室位于十二指肠降部内侧壁，并且多位于以十二指肠乳头为中心的 2.5 cm 直径范围内，称为乳头旁憩室(peri-ampullary diverticula，PAD)。好发于此处的原因是该处为胚胎发育时前肠和后肠的结合部，为先天性薄弱区，加上胆胰管穿行致结缔组织支撑缺乏，使该处肠壁缺陷或薄弱。

PAD 在解剖上与胰腺关系密切，与胰管和胆管邻近，多数伸向胰腺后方，甚至穿入胰腺组织内。此外，PAD 中还有一种特殊情况，即胆总管和胰管直接开口于憩室，故 PAD 常可引起梗阻、胆管炎、胰腺炎等并发症。

(二)病理改变

憩室大小形态各异，与其解剖位置、肠内压力及产生的时间长短有关。一般为 0.5～10 cm 大小，形状可呈圆形、椭圆形或管状等。憩室颈部大小与症状的产生密切相关，颈部开口较宽者憩室内容物容易引流，可长时间无症状发生；如开口狭小，或因炎症反应导致开口狭小、憩室扩张，则肠内容物或食物进入憩室后容易潴留其中，发生细菌感染而致憩室炎和其他并发症。

(三)病理分型

根据憩室突出方向与十二指肠腔的关系，可分为腔内型憩室和腔外型憩室。临床常见为腔外型憩室，腔内型罕见。

1.腔内型憩室

憩室壁由两层肠黏膜和其间少许黏膜下结缔组织构成，呈息肉状或囊袋状附着于十二指肠乳头附近，肠腔外触之似肠腔内息肉。部分病例十二指肠乳头位于憩室内，故易引起胆道、胰腺疾病及十二指肠腔内堵塞，并发胃十二指肠溃疡，此类病例也常伴有其他器官先天畸形。

2.腔外型憩室

多为圆形或呈分叶状，颈部可宽可窄。多为单发，约 10％的患者可有两个以上腔外憩室或并存其他消化道憩室。70％位于十二指肠降部，与胰腺解剖关系密切,30%在水平部或升部。

三、临床表现

十二指肠憩室很少发现于 30 岁以下患者,82%的患者在 60 岁以上才出现症状,大多数在58～65 岁时做出诊断,男女发生率几乎相等。多数十二指肠憩室无症状,只有在发生并发症后才引起不适。憩室的大小形状各不相同,但多数颈部口径比较狭小,一旦肠内容物进入又不易排出时,可引起各种并发症。常见的十二指肠憩室并发症可分为憩室炎和憩室压迫邻近结构两类情况。前者系由于憩室内食糜潴留引发急、慢性憩室炎和憩室周围炎,可有右上腹疼痛及压痛,并可向背部放射,并伴有上腹饱胀不适,恶心、呕吐。严重的憩室炎可继发溃疡、出血或穿孔,出现黑便和剧烈腹痛等症状。后者系因憩室内食糜潴留膨胀,或较大的十二指肠腔内、外憩室扩张,引起十二指肠部分梗阻,或者憩室内虽无肠内容物潴留,但也可能压迫邻近器官而产生并发症。临床表现为上消化道梗阻症状,呕吐物初为胃内容物,其后为胆汁,甚至可混有血液,呕吐后症状可缓解。十二指肠乳头附近的憩室,特别是憩室在乳头内者,可因炎症、压迫胆管和胰管而引发胆道感染、梗阻性黄疸和急、慢性胰腺炎,出现相应症状和体征。

十二指肠憩室的并发症较多,如十二指肠部分梗阻、憩室炎、憩室周围炎、憩室内结石、急性或慢性胰腺炎、胃十二指肠溃疡恶变、大出血、穿孔、胆管炎、憩室胆总管瘘、十二指肠结肠瘘、梗阻性黄疸等。

(一)憩室炎与憩室出血

由于十二指肠憩室内容物潴留,细菌繁殖,发生感染,引起憩室炎。继之憩室黏膜糜烂出血,亦有憩室内为异位胰腺组织,并发胰腺炎引起出血,或憩室炎症侵蚀穿破附近血管发生大出血。尚有少见的憩室内黏膜恶变出血。

(二)憩室穿孔

由于憩室内容物潴留,黏膜炎性糜烂并发溃疡,最终穿孔。穿孔多位于腹膜后,穿孔后症状不典型,甚至剖腹探查仍不能发现。通常出现腹膜后脓肿,胰腺坏死,胰瘘。若剖腹探查时发现十二指肠旁蜂窝织炎,或有胆汁、胰液渗出,应考虑憩室穿孔可能,需切开侧腹膜仔细探查。

(三)十二指肠梗阻

多见于腔内型憩室,形成息肉样囊袋堵塞肠腔。也可因较大的腔外型憩室内容物潴留,压迫十二指肠导致梗阻,但大多数是不全性梗阻。

（四）胆、胰管梗阻

多见于 PAD,腔内型或腔外型均可发生。因胆总管、胰管开口于憩室下方或两侧,甚至于憩室边缘或憩室内,致使 Oddi 括约肌功能障碍,发生梗阻。憩室机械性压迫胆总管和胰管,可致胆汁、胰液潴留,腔内压力增高,十二指肠乳头水肿,胆总管末端水肿,增加逆行感染机会,并发胆管感染或急慢性胰腺炎。十二指肠憩室合并肝胆、胰腺疾病时所表现的症状群可称为 Lemmel 综合征,亦有人称之为十二指肠憩室综合征。

（五）伴发病

十二指肠憩室常伴有胆道疾病、胃炎、消化性溃疡、胰腺炎、结石、寄生虫等,之间互相影响,互为因果,两者同时存在的可能性为 $10\%\sim50\%$。其中伴发胆道疾病者应属首位,常是"胆道术后综合征"的原因之一。因此在处理十二指肠憩室的同时,要注意不要遗漏这些伴发病,反之亦然。

十二指肠憩室反复引起逆行性胆总管感染,可造成胆总管下段结石。大西英胤等收集部分世界文献统计,显示十二指肠憩室合并胆石的发病率为 $6.8\%\sim64.2\%$,并发现日本人的发病率比英美人高。有人指出在处理胆石症时(事先未发现十二指肠憩室)同时处理憩室的情况日益多见。遇到十二指肠乳头开口正好在憩室内和/或合并胆石症者,处理较为困难,术前应有所估计。

四、辅助检查

无症状的十二指肠憩室多于行上消化道钡餐检查时被发现,如果发现应作正、斜位摄片,重点了解憩室大小、部位、颈部口径和排空情况。十二指肠镜检查为诊断此病的"金标准",其优点是可以直视十二指肠憩室,并重点了解憩室颈与乳头的关系,有助于正确选择手术方式。对伴有胆胰病变者可同时行 ERCP,以了解胆胰管情况。有观点认为 MRI 在十二指肠憩室诊断中具有较高准确性,且认为其临床意义不止于诊断憩室本身,更在于对胆道炎症和结石的病因诊断,以及对 ERCP 及内镜下治疗的指导作用。

（一）X 线钡餐检查

可发现十二指肠憩室,表现为突出肠壁的袋状龛影,轮廓整齐清晰,边缘光滑,加压后可见龛影中有黏膜纹理延续到十二指肠。有的龛影在钡剂排空后,显示为腔内残留钡剂阴影的较大憩室,颈部较宽,在憩室内有时可见气液平面。如憩室周围肠黏膜皱襞增粗,轮廓不整齐,局部有激惹征象,或憩室排空延长,或有限局性压痛,为憩室炎表现,如憩室固定不能移动,为憩室周围炎表现。

继发性十二指肠憩室常伴有十二指肠球部不规则变形,并有肠管增宽阴影。当憩室较小或颈部狭窄,其开口部常被肠黏膜皱襞掩盖,或因憩室内充满大量食物残渣,而不易发现其存在。如有少量钡剂进入憩室,或可见一完整或不完整的环影。用低张十二指肠 X 线钡剂造影可增加憩室的发现率。

(二)纤维十二指肠镜检查

除可发现憩室的开口外,尚可了解憩室与十二指肠乳头的关系,为决定手术方案提供依据。

(三)胆道造影

有静脉胆道造影、经皮经肝穿刺胆道造影(PTC)或 ERCP 等方法。可了解憩室与胆管胰管之间的关系,对外科治疗方法的选择有参考意义。憩室与胆胰管的关系有胆胰管开口于憩室底部,或胆胰管开口于憩室侧壁或颈部等。这些胆胰管异常开口常伴有 Oddi 括约肌功能异常,因而容易引起憩室内容物的逆流或梗阻,而导致胆管炎或胰腺炎。

五、诊断

临床中十二指肠憩室的延误诊断率很高,原因是其临床表现没有特异性,难以与常见病如急、慢性胆囊炎、胆石症、慢性胃炎、胃溃疡、胰腺炎、非溃疡性消化不良等相区别,或有时与这些疾病并存,加上十二指肠憩室的发现率较低,临床医师缺乏警惕性,出现相关症状时首先想到的是常见病,对合并有常见病而症状反复发作的患者,也只满足于原有诊断,而忽略追查原因。因此,凡有前述临床表现而按常见病治疗效果不佳时,除考虑治疗措施得当与否外,还要考虑到存在十二指肠憩室的可能性,以下几点尤应引起注意:①无法用溃疡病解释的消化道症状和黑便史。②胆囊切除术后症状仍存在,反复发作胆管炎而无结石残留或复发者。③反复发作的慢性胰腺炎。④无明确原因的胆道感染。若怀疑憩室是引起症状的原因,也必须排查其他疾病。诊断十二指肠憩室时应先行上消化道钡餐检查,诊断依据为 X 线片上显示的狭颈憩室,钡剂潴留其内>6 小时,有条件时可以加做纤维十二指肠镜检查进一步确诊,并明确其与十二指肠乳头的关系。

六、治疗

治疗原则:没有症状的十二指肠憩室无须治疗。有一定临床症状而无其他病变存在时,应先采用内科治疗,包括饮食调节,使用制酸药、解痉药等,并可采取侧卧位或调整各种不同姿势,以帮助憩室内积食排空。由于憩室多位于十二指肠降部内侧壁,甚或埋藏在胰腺组织内,手术切除比较困难,故仅在内科治疗无效并屡次并发憩室炎、出血或压迫邻近脏器时才考虑手术治疗。

手术切除憩室为理想的治疗,但十二指肠憩室壁较薄弱,粘连紧密,剥离时易撕破,憩室位于胰腺头部者分离时出血多,并容易损伤胰腺及胆胰管等,故手术方式必须慎重选择。手术原则是切除憩室和治疗憩室并发症。

(一)手术适应证

十二指肠憩室有下列情况可考虑手术:①憩室颈部狭小,内容物潴留,排空障碍,有憩室炎的明显症状,反复进行内科治疗无效。②憩室出血、穿孔或形成脓肿。③憩室巨大、胀满,使胆总管或胰管受压梗阻,以及胆胰管异常开口于憩室内,引起胆胰系统病变。④憩室内有息肉、肿瘤、寄生虫或性质不明病变等。

(二)术前准备

除按一般胃肠手术前准备外,应尽量了解憩室的部位及与周围器官的关系。准确定位有利于术中探查和术式选择。上消化道 X 线钡餐造影应摄左前斜位和右前斜位片,以判断憩室在十二指肠内前侧或内后侧,与胰腺实质和胆道走行的关系及憩室开口与十二指肠乳头的关系。位于降部内侧的憩室,最好在术前行内镜及胆道造影检查,了解憩室与十二指肠乳头及胆管的关系。必须留置胃管,必要时术中可经胃管注入空气,使憩室充气以显示其位置。

(三)常用手术方法

因十二指肠憩室的手术比较复杂,风险较大,目前国内外均没有腹腔镜十二指肠憩室手术的相关报道,手术仍局限于开放式式。术中显露憩室有不同途径,依其部位而定。位于十二指肠水平部和升部的憩室应将横结肠系膜切开显露;位于降部内前侧的憩室,应解剖降部内前缘;在降部内后侧的憩室,应切开十二指肠外侧腹膜(Kocher 切口),将十二指肠向左前方翻转以显露(图 3-9)。

1.憩室切除术

对容易分离或位于十二指肠水平部和升部的憩室,以切除为好。找到憩室后将其与周围粘连组织剥离干净,在憩室颈部钳夹切除。钳夹部位需离开十二指肠约 1 cm,做纵行(或斜行)切除,切除时避免用力牵拉,以防切除黏膜过多,导致肠腔狭窄。切除后做全层间断内翻缝合,外加浆肌层间断缝合。

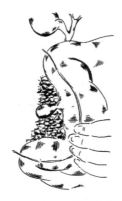

图 3-9 Kocher 切口显露降部内后侧憩室

憩室位于十二指肠降部内侧时,可在十二指肠降段前壁中段作一小切口,将憩室内翻入十二指肠腔切除,再缝合十二指肠切口。

若憩室位于十二指肠乳头附近或胆总管、胰管的开口处,切除憩室后须行胆囊切除术、胆总管置 T 形管引流及十二指肠乳头成形术。也可考虑将憩室纳入十二指肠腔,在十二指肠内施行切除,然后做十二指肠乳头成形术。

2.憩室内翻缝闭术

切除憩室会损伤胆总管开口时,不宜强行切除,可做憩室内翻缝闭术,此种手术只适用于无出血、穿孔等并发症的较小憩室。方法是于憩室颈部做一荷包缝合,用血管钳将憩室内翻入肠腔内,然后结扎荷包缝线,或使憩室内翻后以细丝线缝合颈部,使其不再脱出即可。

3.转流术(捷径术)

适用于无法切除或不宜内翻或缝闭的憩室,可行胃部分切除B-Ⅱ式吻合术,使食物改道,将憩室旷置,以避免炎症出血等并发症。对于巨大憩室也有人主张用 DeNicola 法作"Y"形憩室空肠吻合术。

(四)十二指肠憩室急性并发症治疗

1.出血

当憩室入口较小引流不畅时,易使憩室及其周围反复发生炎症,导致局部溃疡、糜烂,可使血管裸露破裂。憩室内如有异位的胰、胃及其他腺组织,或憩室内有异物存留、肿瘤、静脉破裂等,亦可导致憩室出血。临床上以黑便多见,若出血量较大,则可引起呕血。

对十二指肠憩室出血患者,若血压等生命体征稳定,首选抗炎、抑酸、止血等保守治疗,多数有效。随着内镜技术的普及与提高,各种内镜下止血法已广泛开展。只要全身情况许可,急诊内镜检查配合相应治疗已成为诊断和治疗十二指肠憩室出血的首选方法。目前用于内镜下止血的方法主要为无水乙醇、高渗钠-肾上腺素、吸收性明胶海绵等局部注射,以及凝血酶喷洒、金属止血夹等单独或联合应用。对动脉喷射样出血往往需用止血夹止血法,但要求组织具有一定的弹性,或为裸露血管出血。如上述几种内镜止血法治疗无效,就应及时开腹手术治疗。

手术治疗首选憩室切除术,既可切除病灶,又可达到有效止血目的。但有的憩室向胰腺内长入,或距十二指肠乳头太近,若切除易误伤胆胰管,十二指肠多发憩室亦较难切除。遇到这些情况,必须切开十二指肠壁,在直视下缝扎出血点,止血可靠后行十二指肠旷置、B-Ⅱ式胃部分切除术。此外,经保守治疗出血停止后,可择期行保留幽门的十二指肠旷置胃空肠吻合术,此术式可避免残留憩室和十二指肠排空障碍,以及反流性胃炎,有利于防止残胃癌的发生。

2.穿孔

因十二指肠憩室通常位于腹膜后,所以其穿孔症状的发展常呈隐匿性,早期体征亦不明显,为避免误漏诊,需注意上腹部剧烈疼痛伴腰背部疼痛要想到十二指肠憩室穿孔的可能。早期症状不明显的患者,会逐渐出现腹膜刺激征,故反复检查腹部体征并前后对比有重要意义,另外诊断性腹腔穿刺和腹部 X 线检查亦对本病诊断有意义。CT 检查可见腹膜后十二指肠周围积液、积气。在手术探查中发现横结肠系膜右侧或小肠系膜根部有胆汁染色和捻发感时,提示十二指肠穿孔存在。

穿孔诊断明确后多需手术治疗,术式选择应根据十二指肠憩室穿孔的部位、大小、发病时间长短、腹腔污染情况决定。对伤口小,边缘血运好,穿孔时间较短的患者,行单纯修补加局部引流,同时将胃管放至修补处远端肠腔内即可;对破口虽小,但病程长,破口周围污染较重者,行修补加十二指肠造口术;对十二指肠破口大,肠壁有缺损不能直接缝合者,可行带蒂肠片修补术;对十二指肠降段、水平段憩室穿孔应考虑行十二指肠憩室化手术(图 3-10)。术后禁食,应用抗生素,并早期应用静脉营养支持,以保证穿孔处愈合。

七、术后并发症及处理

由于憩室缺乏肌层组织、壁薄及与周围组织粘连,分离时易撕破,或损伤周围器官,又或因缝合欠佳,常见手术并发症有以下几种。

(一)十二指肠瘘

为严重并发症,死亡率高,多在切除乳头旁憩室时发生。防止的关键在于分离憩室时要操作轻柔,缝合要严密。一旦发生十二指肠瘘必须及时引流,给予胃肠减压,抗感染治疗和营养支持,维持水、电解质平衡,瘘口多可逐渐愈合。

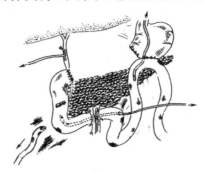

图 3-10 十二指肠憩室化手术

(二)梗阻性黄疸与胰腺炎

多因切除憩室时误伤胆管或胰管,或憩室内翻缝闭时致胆总管远端或壶腹部局限性狭窄引起。临床表现为上腹部疼痛、发热及黄疸,需再次手术解除梗阻。为避免此并发症发生,手术时应仔细辨认胆、胰管,切除憩室时勿将十二指肠黏膜切除过多,以免影响胆道开口的通畅。切除距乳头近的憩室前一般应先行胆总管切开,插入导管至壶腹部以标志胆道开口位置,然后再分离憩室,缝合时防止误将胆道开口缝合。

十二指肠手术是高风险手术,术后处理十分重要,主要措施有:①生命体征监测。②持续十二指肠减压(将胃管远端送至十二指肠降部)3~5天。③施行十二指肠造瘘者必须妥善固定造瘘管,术后15天以后方能酌情拔除。④其他应严格按照胃肠道手术后常规处理。

第四章 小肠疾病

第一节 肠梗阻

肠梗阻指肠内容物在肠道中通过受阻,为常见的急腹症,由于其变化快,需要早期做出诊断、处理。诊治的延误可使病情发展加重,甚至出现肠坏死、腹膜炎等严重的情况。小肠梗阻占肠梗阻的 $60\%\sim80\%$。

一、病因学

肠梗阻的病因主要可分为两大类:机械性和动力性。血运障碍引起的肠动力性梗阻有学者归纳为血运性肠梗阻。

(一)机械性

机械性肠梗阻的病因又可归纳为以下 3 类。

1.肠壁内的病变

这些病变通常是先天性的,或是炎症、新生物或是创伤引起。先天性病变包括先天性扭转不良、梅克尔憩室炎症等。在炎症性疾病中克罗恩病最常见,其他还有结核、放线菌病甚至嗜伊红细胞肉芽肿。当然,原发性或继发性肿瘤、肠道多发息肉,也都可以产生梗阻。创伤后肠壁内血肿可以产生急性梗阻也可以是之后因缺血产生瘢痕而狭窄、梗阻。各种原因引起的肠套叠、肠管狭窄都可引起肠管被堵、梗阻。

2.肠壁外的病变

手术后,先天性或炎症后的肠粘连是常见的产生肠梗阻的肠壁外病变。在我国疝也是产生肠梗阻的一个常见原因,其中以腹股沟疝为最多见,其他如股疝、脐疝以及一些少见的先天性疝如闭孔疝、坐骨孔疝也可产生肠梗阻。手术后造成的间隙或缺口而导致的疝如胃空肠吻合后、结肠造口或回肠造口后造成的间隙或系膜缺口、外伤性膈肌破裂均可造成小肠进入而形成疝与梗阻。先天性环状胰腺、腹膜包裹、小肠扭转也都可产生梗阻。肠壁外的癌病、肠外肿瘤、局部软组织肿瘤转移、腹腔炎性肿块、脓肿、肠系膜上动脉压迫综合征,均可引起肠梗阻。

3.肠腔内病变

相比之下,这一类病变较为少见,但在我国临床上仍常见到,特别是在基层医院能遇到这类患者,如寄生虫(蛔虫)、粗糙食物形成的粪石、发团、胆石症等在肠腔内堵塞导致肠梗阻。

(二)动力性

动力性又称麻痹性肠梗阻,分为麻痹性与痉挛性两类,是由于神经抑制或毒素刺激以致肠壁肌肉运动紊乱。麻痹性肠梗阻较为常见,发生在腹腔手术后、腹部创伤或急性弥漫性腹膜炎患者,由于严重的神经、体液与代谢(如低钾血症)改变所致。痉挛性较为少见,可在急性肠炎、肠道功能紊乱或慢性铅中毒患者发生。

(三)血运性

血运行亦可归纳入动力性肠梗阻之中,是肠系膜血管发生血栓形成或栓子栓塞,从而有肠血管堵塞,循环障碍,肠失去蠕动能力,肠内容物停止运行出现肠麻痹现象,但是它可迅速继发肠坏死,在处理上与肠麻痹截然不同。

(四)原因不明的肠假性梗阻

假性肠梗阻的治疗主要是非手术方法,仅有些因合并有穿孔、坏死等而需要进行手术处理。重要的是要认识这一类型肠梗阻,不误为其他类型肠梗阻,更不宜采取手术治疗。假性肠梗阻与麻痹性肠梗阻不同,它无明显的病因可查,是一慢性疾病,表现有反复发作肠梗阻的临床症状,有肠蠕动障碍、肠胀气,但十二指肠与结肠蠕动可能正常,患者有腹部绞痛、呕吐、腹胀、腹泻甚至脂肪泻,体检时可发现腹胀、肠鸣音减弱或正常,腹部X线平片不显示有机械性肠梗阻时出现的肠胀气与气液面。

上述分类的依据是发病的原因,其他分类如下。

1.单纯性和绞窄性肠梗阻

不论发病的原因,而根据肠管血液循环有无障碍分类。无血液循环障碍者为单纯性肠梗阻,有血液循环障碍者则为绞窄性肠梗阻。

2.完全性与不完全性肠梗阻

如果一段肠襻的两端均有梗阻,形成闭襻,称闭襻型肠梗阻,虽属完全性肠梗阻,局部肠襻呈高度膨胀,局部血液循环发生障碍,容易发生肠壁坏死、穿孔。

3.根据梗阻的部位

分为高位、低位和小肠、结肠梗阻,也可根据发病的缓急分为急性和慢性。

分类是为了便于诊断与治疗,这些分类中有相互交错,且梗阻也可以转化,要重视早期诊断,适时给予合理治疗。

二、病理学

肠梗阻可引起局部和全身性的病理和生理变化,慢性不完全性肠梗阻的局部主要改变是梗阻近端肠壁、肥厚和肠腔膨胀,远端肠管变细、肠壁变薄。继发于肠管疾病的病理性肠梗阻,梗阻部还具有原发疾病的改变如结核、克罗恩病等。营养不良以及因营养不良而引起器官与代谢改变是主要的改变。急性肠梗阻随梗阻的类型及梗阻的程度而有不同的改变,概括起来有下列几方面。

(一)全身性病理生理改变

1.水、电解质和酸碱失衡

肠梗阻时,吸收功能发生障碍,胃肠道分泌的液体不能被吸收返回全身循环系统而积存在肠腔内。同时肠梗阻时,肠壁继续有液体向肠腔内渗出,导致体液在第三间隙的丢失。如为高位小肠梗阻,出现大量呕吐更易出现脱水,并随丧失液体电解质含量而出现电解质紊乱与酸碱失衡。胆汁及肠液均为碱性,损失的 Na^+、K^+ 较 Cl^- 为多,再加之组织灌注不良、禁食而易有代谢性酸中毒,但在高位小肠梗阻时,胃液的丧失多于小肠液,则有可能出现代谢性碱中毒。K^+ 的丢失可引起肠壁肌张力减退,引起肠腔膨胀。

2.休克

肠梗阻如未得到及时适当的治疗,大量失水、失电解质可引起低血容量休克。在手术前由于体内代偿性调节,血压与脉搏的改变不明显,但在麻醉后,机体失去调节的功能,休克的临床症状可迅速表现出来。另外,由于肠梗阻引起肠黏膜屏障功能障碍,肠道内细菌、内毒素易位至门静脉和淋巴系统,继有腹腔内感染或全身性感染,也可因肠壁坏死、穿孔而有腹膜炎与感染性休克。在绞窄性肠梗阻时,常是静脉回流障碍先于动脉阻断,导致动脉血仍不断流向肠壁、肠腔,以及因血流障碍而迅速发生肠坏死,出现感染和低血容量休克。

3.脓毒症

肠梗阻时,肠内容物淤积,细菌繁殖,因而产生大量毒素,可直接透过肠壁进入腹腔,致使肠内细菌易位引起腹腔内感染与脓毒症。在低位肠梗阻或结肠梗阻时更明显,因肠腔内有较多的细菌,在梗阻未解除时,因静脉反流有障碍,肠内毒素被吸收较少,而一旦梗阻被解除血液循环恢复后,毒素大量被吸收而出现脓毒症、中毒性休克。因此,在解决梗阻前应先清除肠内积存的感染性肠液。

4.呼吸和心脏功能障碍

肠腔膨胀时腹压增高,膈肌上升,腹式呼吸减弱,可影响肺内气体交换,同时,有血容量不足、下腔静脉被压而下肢静脉血回流量减少,均可使心排血量减少。腹腔内压力>2.7 kPa(20 mmHg),可产生系列腹腔间室综合征累及心、肺、肾与循环障碍。

(二)局部病理生理改变

1.肠腔积气、积液

有学者应用同位素标志的水、钠与钾进行研究,在小肠梗阻的早期(<12小时),由于吸收功能降低,水与电解质积存在肠腔内,24小时后不但是吸收减少而且有分泌增加。

梗阻部以上肠腔积气来自:①吞咽的空气;②重碳酸根中和后产生的 CO_2;③细菌发酵后产生的有机气体。吞咽的空气是肠梗阻时很重要的气体来源,它的含氮量高达 70%,而氮又是一种不被肠黏膜吸收的气体。CO_2 的量虽大,但它易被吸收,不是产生肠胀气的主要成分。

2.肠蠕动增加

正常时肠管蠕动受到自主神经系统、肠管本身的肌电活动和多肽类激素的调节来控制。在发生肠梗阻时,各种刺激增强而使肠管活动增加。在高位肠梗阻频率较快,每 3～5 分钟即可有 1 次,低位肠梗阻间隔时间较长,可 10～15 分钟1 次,但如梗阻长时间不解除,肠蠕动又可逐渐变弱甚至消失,出现肠麻痹。

3.肠壁充血水肿、通透性增加

正常小肠腔内压力为 0.27～0.53 kPa,发生完全性肠梗阻时,梗阻近端压力可增至 1.33～1.87 kPa,强烈蠕动时可达 4 kPa 以上。在肠内压增加时,肠壁静脉回流受阻,毛细血管及淋巴管淤积,引起肠壁充血水肿,液体外渗。同时由于缺氧,细胞能量代谢障碍,致使肠壁通透性增加,液体可自肠腔渗透至腹腔,在闭襻型肠梗阻中,肠内压可增加至更高点,使小动脉血流受阻,引起点状坏死和穿孔。

概括起来,高位小肠梗阻易有水、电解质与酸碱失衡。低位肠梗阻容易出现肠腔膨胀、感染及中毒。绞窄性肠梗阻易引起休克。结肠梗阻或闭襻型肠梗阻则易出现肠穿孔、腹膜炎。如治疗不及时或处理不当,不论何种类型肠梗阻都可出现上述的各种病理生理改变。

三、临床表现

各种类型肠梗阻虽有不同的病因,但有一共同的特点即是肠管的通畅性受阻,肠内容物不能正常地通过,因此,有程度不同的腹痛、呕吐、腹胀和停止排便排气等临床症状。

(一)临床症状

1.腹痛

腹痛是机械性肠梗阻的最先出现的临床症状,呈阵发性剧烈绞痛,且在腹痛发作时,患者自觉有肠蠕动感,且有肠鸣,有时还可出现移动性包块。腹痛可呈全腹性或仅局限在腹部的一侧。在高位肠梗阻时,腹痛发作的同时可伴有呕吐。单纯性肠梗阻时,腹痛有出现逐渐加重,再由重减轻的过程。减轻可以是梗阻有所缓解,肠内容物可以通向远段肠管,但也有可能是由于梗阻完全,肠管高度膨胀,腹腔内有炎性渗出或腹膜炎,肠管进入麻痹状态。这时,腹痛虽减轻,但全身临床症状加重,特别是毒性临床症状明显。绞窄性肠梗阻由于有肠管缺血和肠系膜嵌闭,腹痛往往是持续性伴有阵发性加重,疼痛也较剧烈。绞窄性肠梗阻也常伴有休克及腹膜炎临床症状。麻痹性肠梗阻的腹胀明显,腹痛不明显,阵发性绞痛尤为少见。

2.腹胀

腹胀发生在腹痛之后,低位梗阻的腹胀较高位梗阻更为明显。在腹壁较薄的患者,常可显示梗阻部位的上部肠管膨胀出现肠型。高位小肠梗阻常表现为上腹尤其是上腹中部有饱胀,低位小肠梗阻为全腹性胀气,以中腹部最为明显,闭襻型肠梗阻可出现局限性腹胀。

3.呕吐

呕吐是机械性肠梗阻的主要临床症状之一,高位梗阻的呕吐出现较早,在梗阻后短期即发生,呕吐较频繁。在早期为反射性,呕吐物为食物或胃液,其后为胃、十二指肠液和胆汁。低位小肠梗阻的呕吐出现较晚,初为胃内容物,静止期较长,后期的呕吐物为积蓄在肠内并经发酵、腐败呈粪样带臭味的肠内容物。如肠系膜血管有绞窄,呕吐物为有血液的咖啡色、棕色,偶有新鲜血液。

4.排气、排便停止

在完全性肠梗阻,排气、排便停止是肠梗阻的一个主要临床症状。在梗阻发生的早期,由于肠蠕动增加,梗阻部位以下肠内积存的气体或粪便可以排出,当早期开始腹痛时即可出现排气、排便现象,容易误为肠道仍通畅,故在询问病史时,应了解在腹痛再次发作时是否仍有排便排气。但在肠套叠、肠系膜血管栓塞或血栓形成时,可自肛门排出血性黏液或果酱样粪便。

(二)体征

单纯梗阻的早期,患者除在阵发性腹痛发作时出现痛苦表情外,生命体征等无明显变化,待发作时间较长,呕吐频繁,腹胀明显后,可出现脱水现象,患者虚弱甚至休克。当有绞窄性梗阻时可较早地出现休克。腹部检查可观察到腹部有不同程度的腹胀,在腹壁较薄的患者,尚可见到肠型及肠蠕动。肠型及肠蠕动多随腹痛的发作而出现,肠型是梗阻近端肠襻胀气后形成,有助于判断梗阻的部位。

触诊时,单纯性肠梗阻的腹部虽胀气,但腹壁柔软,按之有如充气的球囊,有时在梗阻的部位可有轻度压痛,特别是腹壁切口部粘连引起的梗阻,压痛点较为明显。当梗阻上部肠管内积存的气体与液体较多时,稍加振动可听到振水声。腹部叩诊多呈鼓音。肠鸣音亢进,有时不用听诊器亦可听到。肠鸣音的量和强度均有增加,且可有气过水声及高声调的金属声。腹痛、肠型、肠鸣音亢进都是由于肠蠕动增强引起,常同时出现。因此,在体检时,可稍等待,即可获得这些阳性体征。当有绞窄性肠梗阻或单纯性肠梗阻的晚期,肠壁已有坏死、穿孔,腹腔内已有感染、炎症时,则体征表现为腹膜炎的体征,腹部膨胀,有时可叩出移动性浊音,腹壁有压痛,肠鸣音微弱或消失。因此,在临床观察治疗中,体征的改变应与临床症状相结合,警惕腹膜炎的发生。

四、辅助检查

(一)实验室检查

单纯性肠梗阻早期变化不明显。晚期由于失水和血液浓缩,白细胞计数、血红蛋白、血细胞比容都可增高,血 K^+、Na^+、Cl^- 与酸碱平衡都可发生改变。高位梗阻、呕吐频繁、大量胃液丢失可出现低钾、低氯与代谢性碱中毒。在低位肠梗阻时,可有电解质普遍降低与代谢性酸中毒。腹胀明显,膈肌上升影响呼吸时,亦可出现低氧血症与呼吸性酸或碱中毒,可随患者原有肺部功能障碍而异。因此,动脉血气分析应是一项重要的常规检查。当有绞窄性肠梗阻或腹膜炎时,血常规、血液生物化学测定指标等改变明显。尿量在肠梗阻早期可无明显变化,但在晚期,如无适当的治疗,可出现尿量减少、尿比重增加甚至出现急性肾功能障碍。

（二）影像学检查及内镜检查

1.X线

腹部X线被认为是诊断肠梗阻的首选方法,可以判断是否存在肠梗阻和推测梗阻部位,但无法正确判断梗阻原因。高位小肠梗阻表现为节段性小的液气平面或积气。低位小肠梗阻因梗阻原因不同,X线表现有所不同,可见鸟嘴征、弹簧圈征、咖啡豆征、牵拉征等征象。在不完全性小肠梗阻患者可行小肠造影,透视下可以反映肠管粗细及观察造影剂通过速度及梗阻程度。在急性期患者由于肠道压力较高,造影剂会增加肠道压力而加重病情,患者难以充分配合。

2.超声

据报道,腹部超声检查对肠梗阻诊断的敏感性和特异性均高于X线。实践表明,肠襻充满液体的小肠梗阻,X线难以诊断,而超声则容易观察,可弥补X线不足。但当肠襻大量充气、图像不典型、肿块位置特殊及超声医师经验较低时,超声对小肠梗阻的诊断易出现误诊及漏诊。

3.CT

对小肠梗阻的病因鉴别有一定帮助并且能判断有无较窄及其程度。小肠造影CT、小肠CT成像等检查可以提高小肠梗阻病因的检出,不仅可以良好地显示小肠病变,依靠其后处理功能,还可以更清晰、更全面、更直观地显示肠梗阻的细节,对于由于肿瘤引起的机械性小肠梗阻,可以更好地了解小肠壁及向外侵犯程度,明确病灶的数量及范围,明显优于X线及超声检查。

4.MRI

在诊断小肠梗阻有一定优势,具有无创伤检查,无X线损伤,一般不需要注射对比剂。由于MRI能多序列、多方位扫描及重建,能获得更多的信息。对小肠梗阻的定位较CT检查及腹部X线有明显优势。能在冠状位很好地显示梗阻点,更加直观地显示肠管受压,能区分是肠粘连或肠道本身病变引起小肠梗阻。但其检查时间长,价格昂贵,部分患者有幽闭恐惧症,不能行此检查。

5.胶囊内镜

随着胶囊内镜临床应用的增多,临床医师对胶囊内镜适应证、禁忌证掌握的经验日渐丰富,胶囊内镜的使用范围也愈加广泛,以前所认为的使用禁忌证逐渐变为相对禁忌证。胶囊内镜对于小肠梗阻患者中仅适用于不完全性小肠梗阻患者,其具有无创性、可视化检查的优点,但其对不完全性小肠梗阻患者使用仍存在很高滞留并加重梗阻的风险。

69

6.推进式小肠镜

对部分小肠梗阻患者进行诊断及治疗,但其最大的缺点是检查范围只能到达屈氏韧带以下 120 cm 以内,已经逐渐被气囊辅助内镜所取代。

五、诊断

(一)肠梗阻的诊断

典型的单纯性肠梗阻有阵发性腹部绞痛,同时伴有腹胀、呕吐、肠鸣音增加等自觉临床症状。在粘连性肠梗阻,多数患者都有腹部手术史,或者曾有过腹痛史。但在早期,有时并不具有典型的上述临床症状仅有腹痛与呕吐,则需与其他的急腹症如急性胃肠炎、急性胰腺炎、输尿管结石等鉴别。除病史与详细的腹部检查外,化验检查与辅助检查可有助于诊断。

(二)肠梗阻类型的鉴别

1.机械性与动力性肠梗阻

机械性肠梗阻是常见的肠梗阻类型,具有典型的腹痛、呕吐、肠鸣音增强、腹胀等临床症状,与麻痹性肠梗阻有明显的区别,后者是腹部持续腹胀,但无腹痛,肠鸣音微弱或消失,且多是与腹腔感染、外伤,腹膜后感染、血肿、腹部手术、肠道炎症、脊髓损伤等有关。虽然,机械性肠梗阻的晚期因腹腔炎症而出现与动力性肠梗阻相似的临床症状,但在发作的早期,其临床症状较为明显。腹部 X 线平片对鉴别这两种肠梗阻甚有价值,动力型肠梗阻出现全腹、小肠与结肠均有明显充气。体征与 X 线片能准确地分辨这两类肠梗阻。

2.单纯性与绞窄性肠梗阻

单纯性肠梗阻只是肠内容物通过受阻,而无肠管血运障碍。绞窄性肠梗阻有血运障碍,可发生肠坏死、穿孔与腹膜炎,应及早确诊、手术,解除血运障碍,防止肠坏死、穿孔。绞窄性肠梗阻发病急骤且迅速加重,早期的腹痛剧烈,无静止期,呕吐频繁发作,可有血液呕吐物,腹部有腹膜炎的体征,可有局部隆起或为可触及的孤立胀大的肠襻等均为其特征。腹腔穿刺可以有血性液体。全身变化也较快出现,有脉率快,体温上升,甚至出现休克,腹部 X 线平片可显示有孤立扩大的肠襻。非手术治疗不能改善其临床症状。当疑为绞窄性肠梗阻而不能得到证实时,仍应及早行手术探查。

3.小肠梗阻与结肠梗阻

临床上常见的是小肠梗阻,但结肠梗阻时因回盲瓣具有单向阀的作用,气体仅能向结肠灌注而不能反流至小肠致形成闭襻性梗阻,结肠呈极度的扩张。加之结肠薄,易发生盲肠部穿孔。结肠梗阻的原因多为肿瘤或乙状结肠扭转,在治疗方法上也有别于小肠梗阻,及早明确是否为结肠梗阻有利于制订治疗计划。结肠梗阻以腹胀为主要临床症状,腹痛、呕吐、肠鸣音亢进均不及小肠梗阻明显。体检时可发现腹部有不对称的膨隆,如腹部 X 线平片上出现充气扩张的一段结肠襻,可考虑为结肠梗阻。钡灌肠检查或结肠镜检查可进一步明确诊断。

(三)病因诊断

肠梗阻可以有不同的类型,也有不同的病因,在采用治疗前,应先明确梗阻类型、部位与病因,以便确定治疗策略与方法。病因的诊断可根据以下方面进行判断。

1.病史

详细的病史可有助于病因的诊断。腹部手术史提示有粘连性肠梗阻的可能。腹股沟疝可引起肠绞窄性梗阻。腹部外伤可致麻痹性梗阻。慢性腹痛伴有低热并突发肠梗阻可能是腹内慢性炎症如结核所致。饱餐后运动或体力劳动出现梗阻应考虑肠扭转。心血管疾病如心房纤颤、瓣膜置换后应考虑肠系膜血管栓塞。下腹疼痛伴有肠梗阻的女性患者应考虑有无盆腔附件病变等。

2.体征

腹部检查提示有腹膜刺激临床症状者,应考虑为腹腔内炎症改变或是绞窄性肠梗阻引起。腹部有手术或外伤瘢痕应考虑腹腔内有粘连性肠梗阻。直肠指诊触及肠腔内肿块是否有粪便,直肠膀胱凹有无肿块,指套上是否有血液,腹部触及肿块,在老年人应考虑是否为肿瘤、肠扭转。在幼儿右侧腹部有肿块应考虑是否为肠套叠。具有明显压痛的肿块多提示为炎性病变或绞窄的肠襻。

3.影像学诊断

B 超检查虽简便,但因肠襻胀气,影响诊断的效果。CT 诊断的准确性虽优于 B 超,但仅能诊断出明显的实质性肿块或肠腔外有积液。腹部平片除能诊断是结肠、小肠,完全与不完全梗阻外,有时也能提示病因。

六、治疗

急性肠梗阻的治疗包括非手术治疗和手术治疗,治疗方法的选择根据梗阻的原因、性质、部位以及全身情况和病情严重程度而定。不论采用何种治疗,均应首先纠正梗阻带来的水、电解质与酸碱紊乱,改善患者的全身情况。

(一)非手术治疗

1.胃肠减压

胃肠减压是治疗肠梗阻的主要措施之一。现多采用鼻胃管减压,导管插入位置调整合适后,先将胃内容物抽空再行持续低负压吸引。抽出的胃肠液应观察其性质,以帮助鉴别有无绞窄与梗阻部位的高低。胃肠减压的目的是减轻胃肠道积留的气体、液体,减轻肠腔膨胀,有利于肠壁血液循环的恢复,减少肠壁水肿,使某些原有部分梗阻的肠襻因肠壁肿胀而致的完全性梗阻得以缓解,也可使某些扭曲不重的肠襻得以复位,临床症状得到缓解。胃肠减压还可减轻腹内压,改善因膈肌抬高而导致的呼吸与循环障碍。以往有用 Miller-Abbott 管者,该管为双腔,长达3.5 m,管前端带有铜头及橡胶囊,管尾有 Y 形管,一通气囊,一作吸引用。待管前端通过幽门后,将气囊充气,借铜头的重量及充气的气囊随肠蠕动而下行直至梗阻部,以期对低位梗阻作有效的减压。但操作困难,难以达到预期的目的。现也有相似的长三腔减压管。有文献报道,经 X 线下经鼻肠导管小肠排列治疗小肠梗阻显示出部分疗效。其他治疗还有中药治疗、针灸穴位封闭、油类、造影剂及液状石蜡口服、手法复位等。

2.纠正水、电解质与酸碱失衡

水、电解质与酸碱失衡是急性肠梗阻最突出的生理紊乱,应及早给予纠正。当血液生化检查结果尚未获得前,可先给予平衡盐液(乳酸钠林格液)。待有测定结果后,再添加电解质与纠正酸碱紊乱,在无心、肺、肾功能障碍的情况下,最初输入液体的速度可稍快一些,但需作尿量监测,必要时作中心静脉压(CVP)监测,以防液体过多或不足。在单纯性肠梗阻的晚期或是绞窄性肠梗阻,常有大量血浆和血液渗出至肠腔或腹腔,需要补充血浆和全血。

3.抗感染

肠梗阻后,肠壁循环有障碍,肠黏膜屏障功能受损而有肠道细菌易位,或是肠腔内细菌直接穿透肠壁至腹腔内产生感染。肠腔内细菌亦可迅速繁殖。同时,膈肌升高引起肺部气体交换与分泌物的排出有影响,易发生肺部感染。因而,肠梗阻患者应给予抗菌药物以预防或治疗腹部或肺部感染,常用的有可以杀灭肠道细菌与肺部细菌的广谱头孢菌素或氨基糖苷类抗生素,以及抗厌氧菌的甲硝唑等。

4.其他治疗

腹胀后影响肺的功能,患者宜吸氧。为减轻胃肠道的膨胀可给予生长抑素以减少胃肠液的分泌量。降低肠腔内压力,改善肠壁循环,水肿消退,可使部分单纯肠梗阻患者的临床症状得以改善。

采用非手术方法治疗肠梗阻时,应严密观察病情的变化,绞窄性肠梗阻或已出现腹膜炎临床症状的肠梗阻,经过 2～3 小时的非手术治疗,实际上是术前准备,纠正患者的生理失衡状况后即进行手术治疗。单纯性肠梗阻经过非手术治疗 24～48 小时,梗阻的临床症状未能缓解或在观察治疗过程中临床症状加重或出现腹膜炎临床症状或有腹腔间室综合征出现时,应及时改为手术治疗解除梗阻与减压。但是在手术后早期发生的炎症性肠梗阻除有绞窄发生,应继续治疗等待炎症的消退。

(二)手术治疗

有文献报道,手术治疗仍是目前最安全、最有效的方法。手术治疗目的是解除梗阻、防治绞窄、防治临床症状复发及最大限度保证术后生活质量。其手术主要技术是粘连松解、嵌顿疝整复、肿瘤切除及坏死肠管切除、肠造瘘术、短路吻合术。通过手术以恢复肠道生理连续性,保护正常肠管。

1.单纯解除梗阻的手术

这类手术包括为粘连性肠梗阻的粘连分解,祛除肠扭曲,切断粘连束带;为肠内堵塞切开肠腔,去除毛粪石、蛔虫等;为肠扭转、肠套叠的肠襻复位术。

2.肠切除吻合术

肠梗阻是由于肠肿瘤所致,切除肿瘤是解除梗阻的首选方法。在其他非肿瘤性病变,因肠梗阻时间较长,或有绞窄引起肠坏死,或是分离肠粘连时造成较大范围的肠损伤,则需考虑将有病变的肠段切除吻合。在绞窄性肠梗阻,如腹股沟疝、肠扭转、胃大部切除后绞窄性内疝,绞窄解除后,血运有所恢复,但肠襻的生活力如何、是否应切除、切除多少,常是手术医师感到困难之处。当不能肯定小段肠襻有无血运障碍时,以切除吻合为安全。但当有较长段肠襻尤其是全小肠扭转,贸然切除将影响患者将来的生存。为此,应认真判断肠管有无生活力。

3.肠短路吻合

当梗阻的部位切除有困难,如肿瘤向周围组织广泛侵犯,或是粘连广泛难以剥离,但肠管无坏死现象,为解除梗阻,可分离梗阻部远近端肠管作短路吻合,旷置梗阻部,但应注意旷置的肠管尤其是梗阻部的近端肠管不宜过长,以免引起盲襻综合征。

4.肠造口术或肠外置术

肠梗阻部位的病变复杂或患者的情况差,不允许行复杂的手术时,可在膨胀的肠管上,即在梗阻部的近端肠管作肠造口术以减压,解除因肠管高度膨胀而带来的生理紊乱。小肠可采用插管造口的方法,可先在膨胀的肠管上切一小口,放入吸引管进行减压,但应注意避免肠内容物污染腹腔及腹壁切口。肠插管造口管宜稍粗一些如 F16、F18 以防堵塞,也应行隧道式包埋造口,以防有水肿的膨胀肠管愈合不良而发生瘘。有时当有梗阻病变的肠襻已游离或是肠襻已有坏死,但患者的情况差不能耐受切除吻合术时,可将该肠襻外置、关腹。立即或待患者情况复苏后再在腹腔外切除坏死或病变的肠襻,远、近两切除端固定在腹壁上,近端插管减压、引流,以后再行二期手术,重建肠管的连续性。

急性肠梗阻都是在急诊或半急诊情况下进行,术前的准备不如择期性手术那样完善,且肠襻高度膨胀有血液循环障碍,肠壁有水肿愈合能力差,手术时腹腔已有感染或手术时腹腔为肠内容物严重污染术后易有肠瘘、腹腔感染、切口感染裂开。在绞窄性肠梗阻患者,绞窄解除后循环恢复,肠腔内的毒素大量被吸收入血液循环中,出现全身性中毒临床症状,有些晚期患者还可能发生多器官功能障碍甚至衰竭。绞窄性肠梗阻的手术死亡率为 $4.5\% \sim 31\%$,而单纯性肠梗阻仅为 1%。因此,肠梗阻患者术后的监测治疗仍很重要,胃肠减压,维持水、电解质及酸碱平衡,加强营养支持,抗感染等都必须予以重视。

(三)微创治疗

1.腹腔镜下手术

腹腔镜下手术治疗较开腹手术的优点:一是可以在远离手术部位全面系统地探查腹腔,创口远离创面和原有粘连部位减少术后复发。二是手术创伤小,减少感染,患者恢复时间短,可早期下床活动。同时胃肠功能恢复快,术后早期即可进食。但开展此项手术应严格掌握手术适应证,对于探查发现不适于腹腔镜手术者,应及时中转开腹。

2.介入治疗

对于恶性肿瘤引起的小肠梗阻,不能手术者传统方法采用鼻胃管减压及禁食,但此法对低位小肠梗阻的治疗作用有限。通过介入治疗选择性对肿瘤供血动脉注入化疗药物,达到减轻临床症状,延长生存期。介入治疗有局部治疗效果直接、快速、缓解快、正常组织损伤轻、毒副作用小、患者易接受等优势。

3.内镜下治疗

小肠不全梗阻患者,经双气囊内镜下治疗已经是一种新的选择,可以在镜下切除引起梗阻的息肉、支架放置及狭窄扩张。随着经验的积累和器械的改进,运用双气囊内镜有效治疗肠梗阻的报道日益增多。对于病因不明的小肠梗阻是一种同时可以进行有效诊断和治疗的新方法。当然双气囊内镜已经得到初步应用,但其临床应用仍缺乏一套可行的标准。在未来的研究中通过实验及摸索总结建立一套适用于临床的规范是势在必行的。

小肠梗阻的诊断及治疗正向着多学科综合的方向发展。小肠梗阻的诊治需根据具体病情采取个体化综合治疗,通过选择必要且适合患者的辅助检查尽可能在短时间内明确梗阻程度及病因,以此为前提选择适合患者的治疗手段是影响患者预后的关键因素。就目前而言,小肠梗阻的治疗仍存在诸多尚待解决的问题,有待今后进一步探讨与发现。

第二节 肠 套 叠

一段肠管套入其相连的肠管腔内称为肠套叠,多见于幼儿,成年人肠套叠在我国较为少见。大多数小儿肠套叠属急性原发性,肠管并无器质性病变,而成人肠套叠多由肠壁器质性病变引发,多为慢性反复发作,常见原因有憩室、息肉或肿瘤等,临床表现多不典型,且缺少特异性诊断技术,故术前较难确诊。跟随微创外科的发展,腹腔镜探查和手术的应用日益广泛,在明确肠套叠诊断的同时,还可进行治疗性手术,或为开腹手术设计切口,减小创伤,具有明显的微创优势。

一、成人肠套叠

(一)病因

成人肠套叠临床较少见,多为继发性。其中90%的病因是良性肿瘤、恶性肿瘤、炎性损伤或 Meckel 憩室。小肠发生肠套叠多于结肠,这可能与小肠较长、活动度较大,蠕动较频繁,蠕动方式改变机会较大有关。原因不明的肠套叠可能与饮食习惯改变、精神刺激、肠蠕动增强、药物或肠系膜过长有关。腹部外伤和手术后亦可发生不明原因的肠套叠。

肠套叠按套叠类型分为回肠-结肠型、回肠盲肠-结肠型、小肠-小肠型、结肠-结肠型(图4-1)。套叠肠管可分为头部、鞘部、套入部和颈部(图4-2)。

(二)病理生理

肠管套入相邻肠管腔将导致肠腔狭窄,可引起机械性梗阻。尤其当套入部肠段系膜也套入时,将出现肠管血运障碍,使肠黏膜发生溃疡和坏死,如没得到及时处理,肠壁会因缺血而坏死,最终肠管破裂。由于急性腹膜炎,水、电解质严重丢失,感染和毒素吸收,将导致败血症和多器官功能障碍综合征。

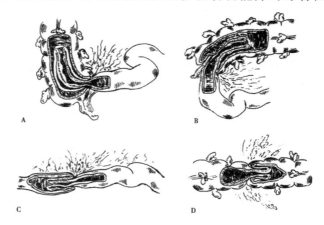

图 4-1　肠套叠类型

A.回肠-结肠型;B.回肠盲肠-结肠型;C.小肠-小肠型;D.结肠-结肠型

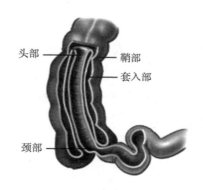

图 4-2　套叠肠管分部

(三)辅助检查

1.超声检查

超声显示为中央套入部多层肠壁,造成多层次界面的高回声区,两侧为只有一层肠壁构成的低回声或不均质回声环,可表现为"假肾"征或"靶环"征,套入部进入套鞘处呈舌状表现,远端呈低或不均质回声肿块。超声检查的缺点是在肠梗阻情况下,肠腔内气体较多,无法获得满意图像。

2.X 线检查

(1)单纯立位腹部平片:可见不全性或完全性肠梗阻表现。

（2）钡灌肠检查：在有结肠套入的成人肠套叠中典型表现为杯口征，对单纯小肠套叠无确诊价值，且必须行肠道准备，在急性完全性肠梗阻时无法行此检查，现已逐渐被B超所取代。

3.CT检查

对成人肠套叠诊断有较高应用价值。肠套叠部位与CT扫描线垂直时，表现为圆形或类似环形，称为"靶环"征，是肠套叠最常见的特征性CT表现之一。套叠部位与CT扫描线平行时，则肿块呈椭圆形或圆柱形，附以线状的血管影，描述为"腊肠样"肿块。肠系膜血管及脂肪卷入套入部，也是较特异性的CT征象之一。

（四）诊断

1.临床表现

腹痛、腹部包块、呕吐、血便为肠套叠常见四大症状。成人肠套叠临床表现不典型，早期诊断困难，在急诊情况下更容易误诊。出现下列情况者应高度怀疑：①病程较长，亚急性起病，腹痛反复发作，症状可自行缓解或经保守治疗后好转，呈不完全性肠梗阻。②腹痛伴腹部包块，包块大小可随腹痛变化，位置不固定，常游走，可消失，消失后腹痛也随之消失。③有腹部包块的急腹症和腹痛伴血便者。④不明原因肠梗阻。

2.辅助检查

影像学检查特别是B超可作为首选。CT检查在成人肠套叠的诊断上有重要价值。

3.腹腔镜探查

术前诊断困难时，剖腹探查或腹腔镜探查是最主要的确诊手段，按微创原则，患者条件允许时首选腹腔镜探查。

（五）治疗

成人肠套叠大多数原发病为肿瘤，通常应手术治疗。

1.不应手法复位的肠套叠

（1）术前或术中探查明确为恶性肿瘤引起肠套叠，应行包括肿瘤及区域淋巴结在内的根治性切除术，试图将肠管复位很可能造成恶性肿瘤细胞播散或血行转移，且在复位过程中，缺血肠段易发生穿孔，而在水肿肠壁处切除吻合易致术后吻合口并发症。

（2）结肠套叠原发于恶性肿瘤的占50%～67%，因此结肠套叠不应手法复位,而应行规范肠切除并清扫淋巴结。

(3)套叠肠段有缺血坏死情况可直接手术切除。

(4)老年患者的肠套叠恶性肿瘤和缺血坏死发生率高,不应复位,可直接行肠段切除术。

2.可以手法复位的肠套叠

(1)肠管易复位且血供良好,可先行手法复位,再根据探查情况决定是否行肠切除手术。对于回肠-结肠型套叠,如肠管复位后未发现其他病变,以切除阑尾为宜,盲肠过长者应做盲肠固定术。

(2)小肠套叠多由良性病变引起,术中可考虑先将肠管手法复位,再行手术治疗。

(六)手术步骤

(1)探查:根据术前影像学评估,一般能明确套叠肠段位置。如梗阻不明显、有足够腹腔空间,可行腹腔镜探查。如腹胀明显、肿物巨大或有其他腹腔镜手术禁忌证时应行剖腹探查。

(2)手法复位:小肠-小肠型套叠较易复位,方法是通过缓慢轻柔挤压、牵拉两端小肠将套叠肠段拖出。回肠-结肠型套叠更容易出现回肠肠壁水肿、缺血、坏死,在复位时容易将肠壁撕裂或损伤,故建议在手法复位回肠-结肠型套叠时应格外小心。

(3)恶性肿瘤引起的肠套叠以不同部位的肿瘤根治原则行肿瘤根治术。

(4)小肠良性疾病引起的套叠在肠管复位后,酌情行单纯病变切除或套叠肠段切除。

(七)术后处理

术后根据不同肠段的手术和术式决定禁饮食时间,预防性应用抗生素。未恢复饮食前应予肠外营养支持。鼓励患者尽早下床活动,促进胃肠道功能恢复。肛门排气后可酌情拔除胃管及腹腔引流管,循序渐进恢复经口进食。

二、小儿肠套叠

小儿肠套叠是指各种原因引起的部分肠管及其附近的肠系膜套入邻近肠腔内,导致肠梗阻,是一种婴幼儿常见急腹症。肠套叠发病率为 1.5‰～4‰,不同民族和地区发病率有差异,我国远较欧美国家多见,男孩发病多于女孩,为(1.5～3):1。肠套叠偶尔可见于成人或新生儿,而主要见于 1 岁以内的婴儿,占 60% 以上,尤以 4～10 个月婴儿最多见,是发病高峰。2 岁以后发病逐年减少,5 岁以后发病罕见。

(一)病因

肠套叠分为原发性和继发性两种。

1.原发性肠套叠

90%的肠套叠属于原发性,套入肠段及周围组织无显著器质性病变。病因至今尚不清楚,可能与下列因素有关。

(1)饮食改变:由于婴儿肠道不能立即适应所改变食物的刺激,发生肠道功能紊乱而引起肠套叠。

(2)回盲部解剖因素:婴儿期回盲部游动性大,小肠系膜相对较长,回肠盲肠发育速度不同,成人回肠盲肠直径比为 1∶2.5,而新生儿为 1∶1.43,可能导致蠕动功能失调。婴儿回盲瓣过度肥厚且呈唇样凸入盲肠,加上该区淋巴组织丰富,受炎症或食物刺激后易引起充血、水肿、肥厚,肠蠕动易将回盲瓣向前推移,并牵拉肠管形成套叠。

(3)病毒感染:系列研究报道急性肠套叠与肠道内腺病毒、轮状病毒感染有关。病毒感染可能引起肠系膜淋巴结肿大和回肠末端集合淋巴结增生肥厚,从而诱发肠套叠。

(4)肠痉挛及自主神经失调:各种原因的刺激,如食物、炎症、腹泻、细菌和寄生虫毒素等,使肠道发生痉挛、蠕动功能节律紊乱或逆蠕动而引起肠套叠。也有人提出由于婴幼儿交感神经发育迟缓,因自主神经系统功能失调而引起肠套叠。

(5)遗传因素:近年来有报道称,部分肠套叠患者有家族发病史。这种家族发病率高的原因尚不清楚,可能与遗传、体质、解剖学特点及对肠套叠诱因的易感性增高等有关。

2.继发性肠套叠

由肠道器质性病变引起,以 Meckel 憩室占首位,其次为息肉及肠重复畸形,此外还包括肿瘤、异物、结核、阑尾残端内翻、盲肠袋内翻及紫癜血肿等。患儿发病年龄越大,存在继发性肠套叠的可能性越大。

(二)病理生理

肠套叠在纵向切面上由 3 层肠壁组成称为单套:外层为肠套叠鞘部或外筒,套入部为内筒和中筒。肠套叠套入最远处为头部或顶端,肠管从外面卷入处为颈部。外筒与中筒以黏膜面相接触,中筒与内筒以浆膜面相接触。绝大多数肠套叠病例是单套。少数病例小肠肠套叠再套入远端结肠肠管内,称为复套,断面上有 5 层肠壁。肠套叠多为顺行性套叠,与肠蠕动方向一致,逆行套叠极少见。肠套叠一旦形成很少自动复位,套入部进入鞘部,并受到肠蠕动的推动向远端逐渐深入,同时其肠系膜也被牵入鞘内,颈部紧束使之不能自动退出。由于鞘部肠管持续痉挛紧缩而压迫套入部,致使套入部肠管发生循环障碍,初期静脉回流受阻,组织淤血水肿,套入部肠壁静脉怒张破裂出血,黏膜细胞分泌大量黏液,黏液进入肠腔后与血液、粪质混合呈果酱样胶冻状排出。肠壁水肿不断加重,静脉回流障碍加剧,致使动脉受压,供血不足,最终发生肠壁坏死。肠坏死根据发生的病理机制分为动脉性和静脉性坏死。动脉性坏死多发生于鞘部,因鞘部肠管长时间持续性痉挛,肠壁动脉痉挛,血供阻断,部分肠壁出现散在的斑点状坏死,又称缺血性坏死(白色坏死)。静脉性坏死多发生于套入部,是由于系膜血管受压,静脉回流受阻,造成淤血,最终肠管坏死(黑色坏死)。

(三)类型

根据套入部最近端和鞘部最远端肠段部位将肠套叠分为以下类型。

1.小肠型

小肠型包括空肠套入空肠型、回肠套入回肠型和空肠套入回肠型。

2.回盲型

以回盲瓣为起套点。

3.回结型

以回肠末端为起套点,阑尾不套入鞘内,此型最多,占 70%～80%。

4.结肠型

结肠套入结肠。

5.复杂型或复套型

常见为回回结型,占肠套叠的 10%～15%。

6.多发型

在肠管不同区域内有分开的 2 个、3 个或更多肠套叠。

(四)临床表现

小儿肠套叠分为婴儿肠套叠(2 岁以内者)和儿童肠套叠,临床以前者多见。

1.婴儿肠套叠

多为原发性肠套叠,临床特点如下。

(1)腹痛:为最早症状,常常突然发作,婴儿表现为哭闹不安,伴有拒食出汗、面色苍白、手足乱动等异常痛苦表现。腹痛为阵发性,每次持续数分钟。每次发作后,患儿全身松弛、安静,甚至可以入睡,但间歇十余分钟后又重复发作,如此反复。这种腹痛与肠蠕动间期相一致,是由于肠蠕动将套入肠段向前推进,牵拉肠系膜,肠套叠鞘部产生强烈痉挛而引起的剧烈疼痛,当蠕动波过后,患儿即转为安静。肠套叠晚期合并肠坏死和腹膜炎后,患儿表现萎靡不振,反应低下。部分患儿体质较弱,或并发肠炎、痢疾等疾病时,哭闹不明显,而表现为烦躁不安。

(2)呕吐:呕吐是婴儿肠套叠早期症状之一,在阵发性哭闹开始不久,即出现呕吐,呕吐物初为奶汁及乳块或其他食物,以后转为胆汁样物,1～2天后转为带臭味的肠内容物,提示病情严重。

(3)血便:多在发病后6～12小时排血便,便血早者可在发病后3～4小时出现,为稀薄黏液或胶冻样果酱色血便,数小时后可重复排出。便血是由于肠套叠时套叠肠管的系膜嵌入在肠壁间,发生血液循环障碍而引起黏膜渗血,与肠黏液混合形成暗红色胶冻样液体。有些来诊较早患儿,虽无血便排出,但通过肛门指诊可见手套染血,对诊断肠套叠极有价值。

(4)腹部包块:在患儿安静时进行触诊,多数可在右上腹肝下触及腊肠样、稍活动、伴有轻压痛的肿块,肿块可沿结肠走行移动,右下腹一般有空虚感,严重者可在肛门指诊时,触到直肠内子宫颈样肿物,即为套叠头部。

(5)全身状况:依就诊早晚而异,早期除面色苍白,烦躁不安外,营养状况良好。晚期患儿可有脱水,电解质紊乱,精神萎靡不振、嗜睡、反应迟钝。发生肠坏死时,有腹膜炎表现,可出现全身中毒症状,脉搏细速,高热昏迷,休克,衰竭以至死亡。

2.儿童肠套叠

儿童肠套叠与婴儿肠套叠相比较,症状不典型。起病较为缓慢,多表现为不完全性肠梗阻,肠坏死发生时间相对较晚。患儿也有阵发性腹痛,但发作间歇期较婴儿长,呕吐、血便较少见。据统计儿童肠套叠发生便血者只有约40%,而且便血往往在套叠后几天才出现,或者仅在肛门指诊时指套上有少许血迹。儿童较合作时,腹部查体多能触及腊肠形包块,很少有严重脱水及休克表现。

(五)诊断

1.临床表现

阵发性腹痛或哭闹不安、呕吐、便血和腹部包块。

2.腹部查体

可触到腊肠样包块,右下腹有空虚感,肛门指诊可见指套血染。

3.腹部超声

为首选检查方法,可通过肠套叠特征性影像协助确诊。超声图像在肠套叠横切面上显示为"同心圆"或"靶环"征,纵切面表现为"套筒"征或"假肾"征。

4.腹部 X 线平片或透视

可观察肠气分布、肠梗阻及腹腔渗液情况。

(六)鉴别诊断

小儿肠套叠临床症状和体征不典型时,易与下列疾病混淆:①细菌性痢疾。②消化不良及婴儿肠炎。③腹型过敏性紫癜。④Meckel 憩室出血。⑤蛔虫性肠梗阻。⑥直肠脱垂。⑦其他:结肠息肉脱落出血,肠内外肿瘤等引起的出血或肠梗阻。

(七)治疗

1.非手术疗法

(1)适应证:适用于病程不超过 48 小时,全身情况良好,生命体征平稳,无明显脱水及电解质紊乱,无明显腹胀和腹膜炎表现者。

(2)禁忌证为:①病程超过 48 小时,全身情况不良,如有高热、脱水、精神萎靡、休克等症状。②高度腹胀,透视下可见肠腔内多个大液平面。③已有腹膜刺激征或疑有肠坏死者。④多次复发性肠套叠而疑似有器质性病变。⑤小肠型肠套叠。

(3)空气灌肠:在空气灌肠前先作腹部正侧位全面透视检查,观察肠内充气及分布情况,注意膈下有无游离气体。采用自动控制压力的结肠注气机,向肛门内插入有气囊的注气管,注气后见气体阴影由直肠顺结肠上行达降结肠及横结肠,遇到套叠头端则阴影受阻,出现柱状、杯口状、螺旋状影像。继续注气时可见空气影向前推进,套头部逐渐向回盲部退缩,直至完全消失,此时可见大量气体进入右下腹小肠,然后迅速扩展到腹中部和左腹部,同时可闻及气过水声。透视下回盲部肿块影消失和小肠内进入大量气体,说明肠套叠已复位。

(4)B超下生理盐水加压灌肠:腹部 B 超可在观察到肠套叠影像后,于超声实时监视下行水压灌肠复位,随着水压缓慢增加,B 超下可见套入部与鞘部之间无回声区加宽,纵切面上套叠头部由"靶环"样声像逐渐转变成典型的"宫颈"征,套叠肠管缓慢后退,当退至回盲瓣时,套头部表现为"半岛"征,此时肠管后退较困难,需缓慢加大水压,随水压增大,"半岛"逐渐变小,最后通过回盲瓣而突然消失。此时可见回盲瓣呈"蟹爪样"运动,同时注水阻力消失,证明肠套叠已复位。

（5）钡剂灌肠：流筒悬挂高出检查台 100 cm，将钡剂徐徐灌入直肠内，在荧光屏上追随钡剂进展，在见到肠套叠阴影后增加水柱压力，直至套叠影完全消失。

（6）复位成功的判定及观察：①拔出气囊肛管后患儿排出大量带有臭味的黏液血便和黄色粪水。②患儿很快入睡，无阵发性哭闹及呕吐。③腹部平软，已触不到原有包块。④口服活性炭0.5～1 g，如经 6～8 小时由肛门排出黑色炭末，证明复位成功。

2.手术疗法

（1）手术适应证：①非手术疗法有禁忌证者。②应用非手术疗法复位失败或穿孔者。③小肠套叠。④继发性肠套叠。

（2）肠套叠手术复位。

术前准备：首先应纠正脱水和电解质紊乱，禁食水、胃肠减压、抗感染；必要时采用退热、吸氧、备血等措施。体温降至 38.5 ℃ 以下可以手术，否则易引起术后高热抽搐，导致死亡。麻醉多采用气管插管全身麻醉。

切口选择：依据套叠肿块部位，选择右上腹横切口、麦氏切口或右侧经腹直肌切口。较小婴儿多采用上腹部横切口，若经过灌肠得知肠套叠已达回盲部，也可采用麦氏切口。

手法整复：开腹后，术者以右手顺结肠走向探查套叠肿块，常可在右上腹、横结肠肝曲或中部触到。由于肠系膜固定较松，小肿块多可提出切口。如肿块较大宜将手伸入腹腔，在套叠部远端用右手示、中指先将肿块逆行推挤，当肿块退至升结肠或盲肠时即可将其托出切口。套叠肿块显露后，检查有无肠坏死。如无肠坏死，则于明视下用两手拇指及示指缓慢交替挤压直至完全复位。复位过程中切忌牵拉套入的近端肠段，以免造成套入肠壁撕裂。如复位困难时，可用温盐水纱布热敷后，再做复位。复位后要仔细检查肠管有无坏死，肠壁有无破裂，肠管本身有无器质性病变等，如无上述征象，将肠管纳入腹腔后逐层关腹。如为回盲型肠套叠复位后，阑尾挤压严重，应将阑尾切除。

肠切除术：对不能复位及肠坏死者，手法整复时肠破裂者，肠管有器质性病变者，疑似有继发性坏死者，在病情允许时可做肠切除一期吻合术。如病情严重，患儿不能耐受肠切除术，可暂行肠造瘘或肠外置术，病情好转后再关闭肠瘘。

腹腔镜下肠套叠复位术：腹腔镜手术探查和治疗肠套叠因其显著的优点而得到肯定：①腹腔镜手术创伤小、恢复快、并发症少；②某些空气灌肠提示复位失败或复位不确切者，麻醉后肠套叠可自行复位，腹腔镜手术探查可以发现上述情况而避免开腹手术的创伤;③对腹腔内脏器探查全面,可及时发现因器质性病变导致的继发性肠套叠;④术中可与空气灌肠相结合,提高复位率,由于腹腔内CO_2气腹压力和空气灌肠压力叠加作用于肠套叠头部,同时配合器械在腹腔内的牵拉作用,用较低的空气灌肠压力即能顺利将套叠肠管复位,安全性明显提高。

第三节 短肠综合征

短肠综合征是指因各种原因行广泛小肠切除、手术造成小肠短路或误将胃与回肠吻合后,小肠消化吸收面积不足,无法维持生理需要,而导致进行性营养不良、水、电解质紊乱,继而出现器官功能衰退、代谢障碍、免疫功能下降的临床综合征。

一、病因

导致短肠综合征的原因有很多,成人短肠综合征多见于因小肠扭转或肠系膜血管栓塞或血栓形成,导致大部小肠坏死,被迫行大部分小肠切除后;也见于因克罗恩病、放射性肠损伤、反复肠梗阻、肠外瘘而多次切除小肠,致剩余肠道过短;或因严重外伤致大面积小肠毁损或肠系膜上血管损伤,而被迫切除大量小肠;胃肠手术中误将胃与回肠吻合,或高位与低位小肠间短路术后亦造成短肠综合征。儿童短肠综合征多为先天性因素引起,如肠闭锁、坏死性小肠结肠炎等导致小肠长度不足或切除大量肠襻,无法维持足够营养吸收。

二、病理生理

短肠综合征的严重程度取决于切除肠管的范围及部位,是否保留回盲瓣,残留肠管及其他消化器官(如胰和肝)的功能状态,剩余小肠的代偿适应能力等。通常认为满足正常成人所需的小肠长度最低限度,在没有回盲瓣时为 1 m,而有回盲瓣时为至少 75 cm。大量小肠吸收面积的丢失将导致进行性营养不良、水、电解质紊乱、代谢障碍等。另外,大量肠道激素(如胆囊收缩素、促胰液素、肠抑胃素等)的丢失,将导致肠道动力、转运能力等发生改变,幽门部胃泌素细胞增生(40%～50%的短肠综合征患者有胃酸分泌亢进)。回肠是吸收结合型胆盐及内因子结合性维生素 B_{12} 的部位,切除或短路后造成的代谢紊乱明显重于空肠。因胆盐吸收减少,未吸收的胆盐进入结肠将导致胆盐性腹泻,胆盐肠-肝循环减少将导致严重的胆盐代谢紊乱,因肝代偿合成胆盐的能力有限,将造成严重脂肪泻。切除较短回肠(<50 cm)时,患者通常能够吸收足够的内因子结合性维生素 B₁₂,而当切除回肠>50 cm 时,将导致明显的吸收障碍,引起巨幼红细胞贫血及外周神经炎,并最终导致亚急性脊髓退行性改变。

短肠综合征时剩余小肠会发生代偿性改变,食物刺激及胃肠激素的改变使小肠绒毛变长、肥大,肠腺陷凹加深,黏膜细胞 DNA 量增加,肠管增粗、延长,黏膜皱襞变多。随黏膜的高度增生,酶和代谢也发生相应变化,钠-钾泵依赖的三磷酸腺苷,水解酶,肠激酶,DNA 酶,嘧啶合成酶活性均增加,而细胞二糖酶活性降低,增生黏膜内经磷酸戊糖途径的葡萄糖代谢增加。研究显示广泛肠切除后残余肠道可逐渐改善对脂肪、内因子和碳水化合物(特别是葡萄糖)的吸收(图 4-3)。

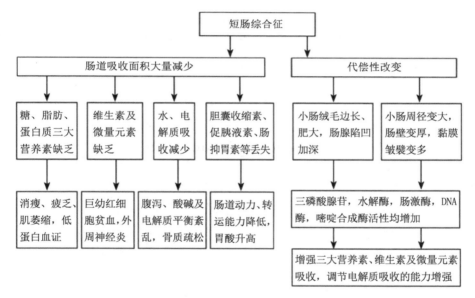

图 4-3　短肠综合征

三、临床表现

主要表现为早期的腹泻和后期的严重营养障碍。短肠综合征的症状一般可分为失代偿期、代偿期、代偿后期 3 个阶段。失代偿期(急性期)为第 1 阶段,是指发生短肠状况后早期,残留的肠道仅能少量吸收三大营养素和水、电解质,患者可出现不同程度的腹泻,与保留肠管的长度相关,多数患者并不十分严重,少数患者每天腹泻量可高达 2 L,重者可达 5～10 L,因此出现脱水、血容量不足、电解质紊乱及酸碱平衡失调。因胃泌素增多,胃酸分泌亢进,不仅使腹泻加重,消化功能进一步恶化,还可出现吻合口溃疡,甚至导致上消化道出血。数天后腹泻次数逐渐减少,生命体征逐渐稳定,胃肠动力恢复。这一阶段多需 2 个月。代偿期(适应期)为第 2 阶段,经治疗后机体内稳态得以稳定,腹泻次数减少,小肠功能亦开始代偿,吸收功能有所增强,肠液丧失逐渐减少,肠黏膜出现增生。代偿期时间长短随残留小肠长度,有无回盲部和肠代偿能力而定,最长可达 2 年,一般在 6 个月左右。代偿后期(维持期)为第 3 阶段,肠功能经代偿后具有一定的消化吸收能力,此时营养支持的方式与量已定型,需要长期维持,并预防并发症。

短肠综合征患者若无合理的营养支持治疗,会逐渐出现营养不良,包括体重减轻、疲乏,肌萎缩、低蛋白血症、皮肤角化过度、肌肉痉挛、凝血功能差及骨痛等。由于胆盐吸收障碍,胆汁中胆盐浓度下降,加上肠激素分泌减少,使胆囊收缩变弱,易发生胆囊结石。钙、镁缺乏可使神经、肌肉兴奋性增强,发生手足搐搦,长期缺钙还可引起骨质疏松。由于草酸盐在肠道吸收增加,尿中草酸盐过多而易形成泌尿系统结石。长期营养不良可最终导致多器官功能衰竭。

四、治疗

根据病因及不同病程阶段采取相应治疗措施。因手术误行吻合造成的短肠状态需急诊再次手术改正吻合。肠切除术后短肠综合征急性期以肠外营养支持,维持水、电解质和酸碱平衡为主,适应期以肠外营养与逐步增加肠内营养相结合,维持期使患者逐步过渡到肠内营养为主。

因短肠综合征早期治疗需大量补液,后期需长期肠外营养支持,应选择中心静脉补液。可采用隧道式锁骨下静脉穿刺置管、皮下埋藏植入注射盒的中心静脉置管或经外周静脉穿刺中心静脉置管(PICC)。据部分学者经验,隧道式锁骨下静脉穿刺置管的并发症发生率(尤其是感染率),明显小于另外两种置管,护理亦较方便,一般可保持 2～3 年不需换管。

(一)急性期治疗

应仔细记录 24 小时出入量,监测生命体征,定时复查血电解质、清蛋白、血糖、动脉血气分析,监测体重。术后 24～48 小时补充的液体应以生理盐水、葡萄糖溶液为主,亦可给予一定量氨基酸及水溶性维生素。原则上氮源的供给应从小量开始,逐步增加氨基酸输入量,使负氮平衡状态逐步得到纠正。每天补充 6～8 L 液体,电解质补充量随监测结果酌情调整。此期因肠道不能适应吸收面积骤然减少,患者可出现严重腹泻,大量体液丧失,高胃酸分泌,营养状况迅速恶化,易出现水、电解质紊乱、感染和血糖波动。此阶段应以肠外营养支持为主,进食甚至饮水均可加重腹泻。由于多数短肠综合征患者需接受长期肠外营养支持,不合理肠外营养配方或反复中心静脉导管感染可在短时间内诱发肝功能损害,使肠外营养无法实施。因此在制订肠外营养配方时应避免过度使用高糖,因过量葡萄糖会转化为脂肪沉积在肝脏,长期会损害肝功能;选择具有护肝作用的氨基酸;脂肪乳剂使用量不宜过大,一般不超过总热量的 $30\% \sim 40\%$,并采用中、长链脂肪乳;还应补充电解质、复合脂溶性维生素及水溶性维生素、微量元素等;所需热量和蛋白质要根据患者的实际情况进行个体化计算,热量主要由葡萄糖及脂肪提供。

由于长期肠外营养不仅费用昂贵,易出现并发症,而且不利于残留肠道的代偿。因此如有可能即使在急性期也应尽早过渡到肠内营养和口服进食。研究表明,肠内营养实施得越早,越能促进肠功能代偿。但短肠综合征患者能否从肠外营养过渡到肠内营养主要取决于残留肠管的长度和代偿程度,过早进食只会加重腹泻、脱水和电解质紊乱,因此从肠外营养过渡到肠内营养时应十分谨慎。开始肠内营养时先以单纯的盐溶液或糖溶液尝试,逐步增量,随肠代偿的过程,逐步过渡到高蛋白、低脂、适量碳水化合物的少渣饮食,少食多餐,也可选用专用于短肠综合征患者的短肽型肠内营养制剂。

(二)肠康复治疗

急性期后期应进行肠康复治疗,即联合应用生长激素(重组人生长激素)、谷氨酰胺与膳食纤维。生长激素能促进肠黏膜细胞增生,谷氨酰胺是肠黏膜细胞等生长迅速细胞的主要能量物质,而膳食纤维经肠内细菌酵解后,能产生乙酸、丙酸和丁酸等短链脂肪酸,丁酸不仅可提供能量,还能促进肠黏膜细胞生长。使用方法为重组人生长激素皮下注射[0.05 mg/(kg·d)],谷氨酰胺静脉滴注[0.6g/(kg·d)],口服含膳食纤维素丰富的食物或营养液,持续 3 周或更长。

(三)防治感染

当患者持续发热,应及时行各项检查以排查感染原因并早期治疗。针对肠源性感染的可能性,无细菌培养和药敏试验结果时,经验性用药应选择覆盖厌氧菌和需氧菌的抗生素。

(四)控制腹泻

禁食及肠外营养可抑制胃肠道蠕动和分泌,延缓胃肠道排空,从而减轻腹泻。可酌情应用肠动力抑制药,如口服洛哌丁胺、阿片酊或小檗碱等。腹泻严重难以控制者,应用生长抑素或奥曲肽可明显抑制胃肠道分泌,减轻腹泻。生长抑素首次剂量 300 μg 静脉注射,以后每小时 300 μg 静脉滴注;或奥曲肽首次剂量 50 μg 静脉注射,以后每小时 25 μg 静脉滴注,连用 3~5 天,腹泻次数明显减少后停用。

(五)抑制胃酸过多

术后胃酸分泌过多可应用质子泵抑制剂,目前抑酸效果最强的种类为埃索美拉唑,40 mg 静脉注射,每天 2 次。

(六)手术治疗

一些探索用手术方法治疗短肠综合征的方法,如肠管倒置术等,并未形成治疗常规,效果仍待定论。

小肠移植目前已成为治疗短肠综合征的理想方式。随着外科技术和免疫抑制方案的进步,经过多年发展,目前小肠移植在美国已被纳入联邦医疗保险范畴,在一些先进的移植中心,1 年和 5 年生存率可高达 91% 和 75%。我国原南京军区南京总医院于 1994 年成功完成国内首例成人单独小肠移植,目前已有南京、西安、广州等多家移植中心共完成数十例单独或与其他脏器联合小肠移植,但与世界水平相比,小肠移植在中国仍是极富挑战的领域。

五、预防

外科医师应认识到短肠综合征的严重性,在手术中尽量避免过多切除小肠,对于小肠缺血病变范围广的病例,不应草率决定大面积切除,而应经扩血管措施后观察小肠活力,或暂行肠外置术观察,尽量抢救和保留肠管。

第五章 肝脏疾病

第一节 门静脉高压症

一、病因及分类

按门静脉血流受阻部位不同,门静脉高压症可分为肝前型、肝内型和肝后型3类。肝内型在我国最常见,占95%以上。在肝内型,按病理形态的不同又可分为窦前阻塞、肝窦和窦后阻塞3种。窦前型以及窦后型梗阻可以发生在肝内或肝外。这种分类方法的实用价值在于将非肝硬化性门脉高压症(窦前型)与肝细胞损害造成的门脉高压症(窦型和窦后型)区别开来。

(一)肝前型

肝前型主要病因是门静脉主干的血栓形成(或同时有脾静脉血栓形成存在),在儿童约占50%,这种肝前阻塞同样使门静脉系的血流受阻,门静脉压增高。

1.腹腔内的感染

如阑尾炎、胆囊炎等或门静脉、脾静脉附近的创伤都可引起门静脉主干的血栓形成。门静脉血栓形成后,在肝门区形成大量侧支循环血管丛,加之门静脉主干内的血栓机化、再通,状如海绵,因而称为门静脉海绵样变。

2.先天性畸形

如门静脉主干的闭锁、狭窄或海绵窦样病变,也是肝前型门静脉高压症的常见原因。

3.单纯脾静脉血栓形成

常继发于胰腺炎症或肿瘤,结果是胃脾区的静脉压力增高,而此时肠系膜上静脉和门静脉压力正常,左侧胃网膜静脉成为主要侧支血管,胃底静脉曲张较食管下段静脉曲张更为显著,单纯脾切除即可消除门静脉高压,这是一种特殊类型的门静脉高压症,称为左侧门静脉高压症。

这种肝外门静脉阻塞的患者,肝功能多正常或轻度损害,预后较肝内型好。在成年人,最常见的原因是恶性肿瘤引起的门静脉内血栓形成,其他引起门静脉内血栓形成的原因有:红细胞增多症、胰腺炎、门脉周围淋巴结病。这种患者直接门静脉压升高,而肝静脉楔压正常,肝实质无损害。另外由于凝血机制未受损害,这种患者如发生食管静脉曲张破裂出血,往往可以通过非手术治疗得到控制。

(二)肝后型

肝后型是由于肝静脉和/或其开口以及肝后段下腔静脉阻塞性病变引起的,其典型代表就是巴德-吉利亚综合征,这是由肝静脉、下腔静脉直至下腔静脉汇入右心房处任何水平的梗阻引起的一组综合征。其病因不明,但往往与肾上腺和肾肿瘤、创伤、妊娠、口服避孕药、肝细胞瘤、静脉阻塞性疾病、急性酒精性肝炎以及肝静脉内膜网状组织形成有关。临床上首先表现为腹水,伴有轻度肝功能异常。由于肝尾叶静脉多独立于肝内其他静脉汇入下腔静脉,病变往往不累及此静脉,所以肝扫描仅见肝尾叶放射性密集。血管造影可以发现肝静脉或下腔静脉内血栓。肝活检表现为特征性的中央静脉扩张伴小叶中心性坏死。

(三)肝内型

肝内型包括窦前、肝窦和窦后阻塞3种。

1.肝内窦前型梗阻

(1)最主要的病因是血吸虫病(世界范围内门脉高压症最常见的病因)。血吸虫病患者血吸虫卵沉积在肝内门静脉,引起门静脉壁肉芽肿性炎症反应,进而发生纤维化及瘢痕化,最终导致终末门静脉梗阻。而患有骨髓增生性疾病时,原始细胞物质在门静脉区的沉积也可以造成窦前型门脉高压症。也表现为直接门静脉压升高,肝静脉楔压正常,肝实质无损害。食管静脉曲张破裂出血,也往往可以通过非手术治疗得到控制。

(2)造成窦前型门脉高压症的另一个常见原因是先天性肝纤维化,这是由于广泛浓密的纤维索条包绕、压迫门静脉,导致其梗阻造成的。

(3)慢性的氯乙烯和砷化物中毒也可以引起肝内门静脉纤维化、肉芽肿形成,压迫门静脉,导致窦前型梗阻。

(4)原发性胆汁性肝硬化在形成再生结节以前,也是由肝内门静脉纤维化造成的窦前型梗阻。

2.肝内窦型梗阻

肝内窦型梗阻往往是由乙型、丙型病毒性肝炎和急性酒精中毒引起的肝硬化发展而来,一般不仅仅是窦型梗阻,多表现为窦前型、窦型、窦后型的复合型梗阻,只是为区别于单独的窦前型梗阻和窦后型梗阻而称之为窦型梗阻。主要病变是肝小叶内纤维组织增生和肝细胞再生。由于增生纤维索和再生肝细胞结节(假小叶)的挤压,使肝小叶内肝窦变或闭塞,以致门静脉血不易流入肝小叶的中央静脉或小叶下静脉,血流淤滞,门静脉压就增高。又由于很多肝小叶内的肝窦变窄或闭塞,导致部分压力高的肝动脉血流经肝小叶间汇管区的动静脉交通支而直接反注入压力低的门静脉小分支,使门静脉压增高。由于患者往往表现为不同程度的肝损害以及凝血机制障碍,食管静脉曲张破裂出血,故一般较难通过非手术治疗控制。

3.肝内窦后型梗阻

肝内窦后型梗阻往往不是一个独立的现象,其处理也往往很困难。其病因包括酒精性和坏死后性肝硬化以及血红蛋白沉着症。病理表现主要是酒精性肝炎引起中心玻璃样硬化以及再生结节压迫肝实质导致小叶内肝小静脉消失。

另外,肝内淋巴管网同样可被增生纤维索和再生肝细胞结节压迫而扭曲、狭窄,导致肝内淋巴回流受阻。肝内淋巴管网的压力显著增高,这对门静脉压的增高也有影响。

二、病理

门静脉高压症形成后,可以发生下列病理变化。

(一)脾大、脾功能亢进

门静脉系压力增高,加之其本身无静脉瓣,血流淤滞,可出现充血性脾大。长期的脾窦充血引起脾内纤维组织增生和脾组织再生继而发生不同程度的脾功能亢进。长期的充血还可引起脾周围炎,发生脾与膈肌间的广泛粘连和侧支血管形成。

(二)交通支扩张

由于正常的肝内门静脉通路受阻,门静脉又无瓣膜,为了疏通淤滞的门静脉血到体循环去,门静脉系和腔静脉系间存在的上述 4 个交通支(胃底、食管下段交通支,直肠下端、肛管交通支,前腹壁交通支,腹膜后交通支)大量开放,并扩张、扭曲形成静脉曲张。临床上特别重要的是胃冠状静脉、胃短静脉与奇静脉分支间的交通支,也就是食管胃底静脉丛的曲张。它离门静脉和腔静脉主干最近,压力差最大,因而受门静脉高压的影响也最早、最显著。由于静脉曲张导致黏膜变薄所以易被粗糙食物所损伤;又由于胃液反流入食管,腐蚀已变薄的黏膜;特别在恶心、呕吐、咳嗽等使腹腔内压突然升高,门静脉压也随之突然升高时,就有可能引起曲张静脉的突然破裂,导致急性大出血。其他交通支也可以发生扩张,如直肠上、下静脉丛的扩张可以引起继发性痔;脐旁静脉与腹上、下深静脉交通支的扩张,可以引起腹壁脐周静脉曲张,所谓"海蛇头";腹膜后静脉丛也明显扩张、充血。

(三)腹水

门静脉压力升高,使门静脉系统毛细血管床的滤过压增加,组织液吸收减少并漏入腹腔而形成腹水。特别在肝窦和窦后阻塞时,肝内淋巴液产生增多,而输出不畅,因而促使大量肝内淋巴自肝包膜表面漏入腹腔,是形成腹水的另一原因。但造成腹水的主要原因还是肝损害,血浆清蛋白的合成减少,引起血浆胶体渗透压降低,而促使血浆外渗。肝损害时,肾上腺皮质的醛固酮和垂体后叶的抗利尿激素在肝内分解减少,血内水平升高,促进肾小管对钠和水的再吸收,因而引起钠和水的潴留。以上多种因素的综合,就会形成腹水。

(四)门静脉高压性胃病

约20%的门静脉高压症患者并发门静脉高压性胃病,并且占门静脉高压症上消化道出血的5%。在门静脉高压时,胃壁淤血、水肿,胃黏膜下层的动-静脉交通支广泛开放,胃黏膜微循环发生障碍,导致胃黏膜防御屏障的破坏,形成门静脉高压性胃病。

(五)肝性脑病

门静脉高压症是由于自身门体血流短路或手术分流,造成大量门静脉血流绕过肝细胞或因肝实质细胞功能严重受损,导致有毒物质(如氨、硫醇和 γ-氨基丁酸)不能代谢与解毒而直接进入人体循环,从而对脑产生毒性作用并出现精神神经综合征,称为肝性脑病,或称门体性脑病。门静脉高压症患者自然发展成为肝性脑病的不到10%,常因胃肠道出血、感染、过量摄入蛋白质、镇静药、利尿药而诱发。

三、临床表现

门静脉高压症多见于中年男子,病情发展缓慢。症状因病因不同而有所差异,但主要是脾大和脾功能亢进、呕血或黑便、腹水。

(一)脾大和脾功能亢进

所有患者都有不同程度的脾大,大者脾可达盆腔。巨型脾大在血吸虫病性肝硬化中尤为多见。早期,脾质软、活动;晚期,由于纤维组织增生而脾的质地变硬,如脾周围发生粘连可使其活动度减少。脾大常伴有脾功能亢进,白细胞计数降至 3×10^9/L以下,血小板计数减少至$(70 \sim 80) \times 10^9$/L,逐渐出现贫血。

(二)食管静脉曲张、破裂出血

呕血和/或黑便,半数患者有呕血或黑便史,出血量大且急。由于肝损害使凝血酶原合成发生障碍,又由于脾功能亢进使血小板减少,以致出血不易自止。患者耐受出血能力远较正常人差,约25%患者在第1次大出血时可直接因失血引起严重休克或因肝组织严重缺氧引起肝急性衰竭而死亡。由于大出血引起肝组织严重缺氧,容易导致肝性脑病。部分患者出血虽然自止,但常又复发,约半数患者在第1次出血后1~2年内,约半数患者可再次大出血。

(三)腹水

约1/3患者有腹水,腹水是肝损害的表现。大出血后,往往因缺氧而加重肝组织损害,常引起或加剧腹水的形成。有些"顽固性腹水"很难消退。此外,部分患者还有黄疸、肝大等症状。

体检时如能触及脾,就可能提示有门静脉高压。如有黄疸、腹水和前腹壁静脉曲张等体征,表示门静脉高压严重。如果能触到质地较硬、边缘较钝而不规整的肝脏,肝硬化的诊断即能成立,但有时肝硬化缩小而难以触到。还可有慢性肝病的其他征象如蜘蛛痣、肝掌、男性乳房发育、睾丸萎缩等。

四、诊断及鉴别诊断

根据病史(肝炎或血吸虫)和3个主要临床表现:脾大和脾功能亢进,呕血或黑便以及腹水,一般诊断并不困难。但由于个体反应的差异和病程的不同,实验室检查和其他辅助检查有助于确定诊断。下列辅助检查有助于诊断。

(一)血液学检查

脾功能亢进时,血细胞计数减少,以白细胞和血小板计数减少最为明显。出血、营养不良、溶血或骨髓抑制都可以引起贫血。

(二)肝功能检查

常反映在血浆清蛋白降低而球蛋白增高,清蛋白、球蛋白比例倒置。由于许多凝血因子在肝合成,加上慢性肝病患者有原发性纤维蛋白溶解,所以凝血酶原时间可以延长。谷草转氨酶和谷丙转氨酶超过正常值的 3 倍,表示有明显肝细胞坏死。碱性磷酸酶和 γ-谷氨酸转肽酶显著增高,表示有淤胆。在没有输血因素影响的情况下,血清总胆红素>51 $\mu mol/L(3$ mg/dL),血浆清蛋白<30 g/L,说明肝功能严重失代偿。

肝功能检查并进行分级,可评价肝硬化的程度和肝储备功能,还应做乙型肝炎病原免疫学和甲胎蛋白检查。肝炎后肝硬化患者,HBV 或 HCV 常为阳性。

(三)B 超和多普勒超声

B 超和多普勒超声可以帮助了解肝硬化的程度、脾是否增大、有无腹水以及门静脉内有无血栓等。门静脉高压时,门静脉内径通常$\geqslant1.3$ cm,半数以上患者肠系膜上静脉和脾静脉内径$\geqslant1$ cm。通过彩色多普勒超声测定门静脉血流量是向肝血流还是逆肝血流,对确定手术方案有重要参考价值。Child 肝功能分级ABC;血清胆红素$(\mu mol/L)<34.2$、$34.2\sim51.3$、>51.3;血浆清蛋白$(g/L)>35$、$30\sim35$、<30;腹水无、易控制、难控制;肝性脑病无、轻昏迷、重昏迷;营养状态优、良、差。

(四)食管钡剂 X 线造影检查

在食管为钡剂充盈时,曲张的静脉使食管的轮廓呈虫蚀状改变;排空时,曲张的静脉表现为蚯蚓样或串珠状负影,阳性发现率为$70\%\sim80\%$。

(五)腹腔动脉造影的静脉相或直接肝静脉造影

腹腔动脉造影的静脉相或直接肝静脉造影可以使门静脉系统和肝静脉显影,确定静脉受阻部位及侧支回流情况,对于预备和选择分流手术术式等有参考价值。

(六)胃镜检查

胃镜检查能直接观察到曲张静脉情况以及是否有胃黏膜病变或溃疡等,并可拍照或录影。

(七)CT、MRI 和门静脉造影

如病情需要,患者经济情况许可,可选择 CT、MRI 和门静脉造影检查。

1.螺旋 CT

螺旋 CT 可用于测定肝的体积,肝硬化时肝体积明显缩小,如<750 cm^3,分流术后肝性脑病发生率比肝体积>750 cm^3 者高 4.5 倍。

2.MRI

MRI不仅可以重建门静脉、准确测定门静脉血流方向及血流量,还可将门静脉高压患者的脑生化成分做出曲线并进行分析,为制订手术方案提供依据。

3.门静脉造影及压力测定

经皮肝穿刺门静脉造影,可以确切地了解门静脉及其分支情况,特别是胃冠状静脉的形态学变化,并可直接测定门静脉压。经颈内静脉或股静脉穿刺,将导管置入肝静脉测定肝静脉楔入压(WHVP),同时测定下腔静脉压(IVP),计算肝静脉压力梯度(HVPG)。由于肝窦和门静脉均无瓣膜,因此肝静脉WHVP可以较准确地反映门静脉压,而HVPG则反映门静脉灌注压。

当急性大出血时,应与胃十二指肠溃疡大出血等鉴别。

五、治疗

治疗门静脉高压症,主要是针对门静脉高压症的并发症进行治疗。

(一)非外科治疗

肝硬化患者中仅有40%出现食管胃底静脉曲张,而有食管胃底静脉曲张的患者中有50%～60%并发大出血。这说明有食管胃底静脉曲张的患者不一定发生大出血。临床上还看到,本来不出血的患者,在经过预防性手术后反而引起大出血。尤其鉴于肝炎后肝硬化患者的肝损害多较严重,任何一种手术对患者来说都有伤害,甚至引起肝衰竭。因此,对有食管胃底静脉曲张但并没有出血的患者,不宜做预防性手术,重点是内科的护肝治疗。外科治疗的主要目的在于紧急制止食管胃底静脉曲张破裂所致的大出血,而决定食管胃底曲张静脉破裂出血的治疗方案,要依据门静脉高压症的病因、肝功能储备、门静脉系统主要血管的可利用情况和医师的操作技能及经验。评价肝功能储备,可预测手术的后果和非手术患者的长期预后。目前常用Child肝功能分级来评价肝功能储备。Child A级、B级和C级患者的手术死亡率分别为0～5%、10%～15%和超过25%。

1.非手术治疗的禁忌证和适应证

(1)对于有黄疸、大量腹水、肝严重受损的患者发生大出血,如果进行外科手术,死亡率可为60%～70%。对这类患者应尽量采用非手术疗法。

(2)上消化道大出血一时不能明确诊断者,要一边进行积极抢救,一边进行必要的检查,以明确诊断。

(3)作为手术前的准备工作。食管胃底静脉曲张破裂出血,尤其是对肝功能储备 Child C 级的患者,尽可能采用非手术治疗。

2.初步处理

(1)输血、输液、防止休克:严密观测血压、脉搏变化。如果收缩压<10.7 kPa(80 mmHg),估计失血量以达 800 mL 以上,应立即快速输血。适当地输血是必要的,但切忌过量输血,更不能出多少输多少,绝不能认为输血越多越好,因为过多过快地输血,使血压迅速恢复到出血前水平,常可使因低血压已暂时停止出血的曲张静脉再次出血。必要时可输入新鲜冷冻血浆、血小板,但应避免使用盐溶液,这是因为肝硬化患者多表现为高醛固酮血症,水盐代谢紊乱,盐溶液的输入可以促进腹水的产生。患者如在加强重症监护室(ICU)监护及处理,必要时放置 Swan-Ganz 管,以监测患者的循环状态,指导输液。

(2)血管升压素:可使内脏小动脉收缩,血流量减少,从而减少了门静脉血的回流量,短暂降低门静脉压,使曲张静脉破裂处形成血栓,达到止血作用。常用剂量:每分钟 0.2～0.4 U 持续静脉滴注,出血停止后减至每分钟 0.1 U,维持24 小时。使门静脉压力下降约 35%,一半以上的患者可控制出血。对高血压和有冠状血管供血不足的患者不适用。如必要,可联合应用硝酸甘油以减轻血管升压素的不良反应。特利加压素的不良反应较轻,近年来较多采用。生长抑素能选择性地减少内脏血流量,尤其是门静脉系的血流量,从而降低门静脉压力,有效地控制食管胃底曲张静脉破裂大出血,而对心排血量及血压则无明显影响。首次剂量为 250 μg 静脉冲击注射,以后每小时 250 μg 持续滴注,可连续用药3～5 天。生长抑素的止血率(80%～90%)远高于血管升压素(40%～50%),不良反应较少,是目前治疗食管胃底静脉破裂出血的首选药物。

(3)三腔管压迫止血:原理是利用充气的气囊分别压迫胃底和食管下段的曲张静脉,以达止血目的。通常用于对血管升压素或内镜治疗食管胃底曲张静脉出血无效的患者。该管有三腔,一通圆形气囊,充气 150～200 mL 后压迫胃底;一通椭圆形气囊。充气 100～150 mL 后压迫食管下段;一通胃腔,经此腔可行吸引、冲洗和注入止血药。Minnesota 管还有第 4 个腔,用以吸引充气气囊以上口咽部的分泌物。

三腔管压迫止血法:先将 2 个气囊各充气约 150 mL,气囊充盈后,应是膨胀均匀,弹性良好。将气囊置于水下,证实无漏气后,即抽空气囊,涂上液状石蜡,从患者鼻孔缓慢地把管送入胃内;边插边让患者做吞咽动作,直至管已插入50～60 cm,抽到胃内容物为止。先向胃气囊充气150～200 mL 后,将管向外提拉,感到管子不能再被拉出并有轻度弹力时予以固定,或利用滑车装置,在管端悬以重量约 0.5 kg 的物品,做牵引压迫。接着观察止血效果,如仍有出血,再向食管气囊注气 100~150 mL[压力 1.3~5.3 kPa(10~40 mmHg)]。放置三腔管后,应抽除胃内容物,并用生理盐水反复灌洗,观察胃内有无鲜血吸出。如能清除胃内积血及血凝块,则可利于早期的内镜检查和采取进一步的止血治疗。如无鲜血,同时脉搏、血压渐趋稳定,说明出血已基本控制。有人认为洗胃时加用冰水或血管收缩药,但近年来普遍认为这并不能起到止血作用。

三腔管压迫可使 80% 的食管胃底曲张静脉出血得到控制,但约一半的患者排空气囊后又立即再次出血。再者,即使技术熟练的医师使用气囊压迫装置,其并发症的发生率也有 10%~20%,并发症包括吸入性肺炎、食管破裂及窒息。故应用三腔管压迫止血的患者,应放在监护室里监护,要注意下列事项:患者应侧卧或头部侧转,便于吐出唾液,吸尽患者咽喉部分泌物,以防发生吸入性肺炎;要严密观察,谨防气囊上滑堵塞咽喉引起窒息;三腔管一般放置 24 小时,如出血停止,可先排空食管气囊,后排空胃气囊,再观察 12~24 小时,如确已止血,才将管慢慢拉出。放置三腔管的时间不宜持续超过 5 天,否则,可使食管或胃底黏膜因受压迫太久而发生溃烂、坏死、食管破裂。因此,每隔 12 小时应将气囊放空10~20 分钟;如有出血即再充气压迫。

3.内镜治疗

经纤维内镜将硬化剂(国内多选用鱼肝油酸钠)直接注射到曲张静脉腔内,使曲张静脉闭塞,其黏膜下组织硬化,以治疗食管静脉曲张出血和预防再出血。纤维内镜检查时可以见到不同程度的食管静脉曲张。曲张静脉表面黏膜极薄、有多个糜烂点处极易发生破裂大出血。硬化剂的注射可在急性出血期或在出血停止后 2~3 天内进行。注射后如出血未止,24 小时内可再次注射。注射疗法只有短暂的止血效果,近期效果虽较满意,但再出血率较高,可高达 45%,且多发生在治疗后 2 个月内。对于急性出血的疗效与药物治疗相似,长期疗效优于血管升压素和生长抑素。主要并发症是食管溃疡、狭窄或穿孔。食管穿孔是最严重的并发症,虽然发生率仅 1%,但病死率却高达 50%。比硬化剂注射疗法操作相对简单和安全的是经内镜食管曲张静脉套扎术。方法是经内镜将要结扎的曲张静脉吸入到结扎器中,用橡皮圈套扎在曲张静脉基底部。最近发现,此法治疗后近期再出血率也较高。硬化剂注射疗法和套扎术对胃底曲张静脉破裂出血无效。

4.经颈静脉肝内门体分流术

经颈静脉肝内门体分流术(TIPS)是采用介入放射方法,经颈静脉途径在肝内肝静脉与门静脉主要分支间建立通道,置入支架以实现门体分流,展开后的支架口径通常为 7～10 mm。TIPS 实际上与门静脉-下腔静脉侧侧吻合术相似,只是操作较后者更容易、更安全,能显著地降低门静脉压,控制出血,特别对顽固性腹水的消失有较好的效果。TIPS 适用于食管胃底曲张静脉破裂出血经药物和内镜治疗无效,肝功能失代偿(Child C 级)不宜行急诊门体分流手术的患者。TIPS 最早用于控制食管胃底曲张静脉破裂出血和防止复发出血。特别适用于出血等待肝移植的患者。

TIPS 的绝对禁忌证包括右心衰竭中心静脉压升高、严重的肝衰竭、没有控制的肝性脑病、全身细菌或真菌感染以及多囊肝。TIPS 的相对禁忌证包括肝肿瘤和门静脉血栓。

对于经内镜硬化或结扎治疗效果不满意,肝功能储备较差(Child B 级或 C 级患者)或不能耐受手术治疗的患者,可采用 TIPS 治疗。TIPS 治疗的目的是:控制出血和作为将来肝移植的过渡治疗。

TIPS 用于控制出血的目的主要是改善患者的生存质量,对于延长生存期并没有帮助。其存在的问题主要是再出血率较高,原因主要是支架管堵塞或严重的狭窄。TIPS 1 年内支架狭窄和闭塞发生率高达 50%。为什么在有些患者支架管可长期保持通畅,而在有些患者很快堵塞?因此,研究方向主要是如何改进支架管以及放置技术,保证其长期通畅。

对于适合进行肝移植的患者,作为过渡性治疗方法,TIPS 可以使患者有机会等待供体,同时由于降低了门脉压力可减少肝移植术中出血。但为这部分患者进行 TIPS,技术要求更高,应当保证支架管位于肝实质内,避免其游走进入肝上下腔静脉、门静脉甚至肠系膜上静脉内,否则将对日后的肝移植带来很大的困难。

(二)手术疗法

对于没有黄疸和明显腹水的患者(Child A、B 级)发生大出血,应争取及时手术;或经非手术治疗24～48 小时无效者即行手术。因为,食管胃底曲张静脉一旦破裂引起出血,就会反复出血,而每次出血必将给肝带来损害。积极采取手术止血,不但可以防止再出血,而且是预防肝性脑病的有效措施。可在食管胃底曲张静脉破裂出血时急诊施行,也可为预防再出血择期手术。手术治疗可分为分流术和断流术,目前仍是国内治疗门静脉高压症最为常用和经典的 2 种手术方法。通过各种不同的分流手术,以降低门静脉压力;通过阻断门奇静脉间的反常血流,从而达到止血目的。

1.门体分流术

门体分流术可分为非选择性分流、选择性分流和限制性分流 3 类。

(1)非选择性门体分流术:将入肝的门静脉血完全转流入体循环,代表术式是门静脉与下腔静脉端侧分流术,将门静脉肝端结扎,防止发生离肝门静脉血流;门静脉与下腔静脉侧侧分流术是离肝门静脉血流一并转流入下腔静脉,减低肝窦压力,有利于控制腹水形成。

非选择性门体分流术治疗食管胃底曲张静脉破裂出血效果好,但肝性脑病发生率为 30%～50%,易形成肝衰竭。由于破坏了第一肝门的结构,为日后肝移植造成了困难。

非选择性门体分流术还包括肠系膜上静脉与下腔静脉"桥式"(H 形)分流术和中心性脾-肾静脉分流(切除脾,将脾静脉近端与左肾静脉端侧吻合)等,但术后血栓形成发生率高。上述任何一种分流术,虽然一方面降低了门静脉的压力,但另一方面也会影响门静脉血向肝的灌注,术后肝性脑病的发生率仍达 10%左右。现已明确,肝性脑病与血液中氨、硫醇和 γ-氨基丁酸等毒性物质升高有关。例如,分流术后由于肠道内的氨(蛋白质的代谢产物)被吸收后部分或全部不再通过肝进行解毒、转化为尿素,而直接进入血液循环,影响大脑的能量代谢,从而引起肝性脑病,且病死率高。

(2)选择性分流术:选择性门体分流术旨在保存门静脉的入肝血流,同时降低食管胃底曲张静脉的压力,以预防或治疗出血。

以远端脾-肾静脉分流术为代表,即将脾静脉远端与左肾静脉进行端侧吻合,同时离断门-奇静脉侧支,包括胃冠状静脉和胃网膜静脉。但国内外大量临床应用结果表明这种术式的治疗之良好效果难以被重复,故已极少应用。并且有大量腹水及脾静脉口径较小的患者,一般不选择这一术式。

(3)限制性门体分流术:目的是充分降低门静脉压力,制止食管胃底曲张静脉出血,同时保证部分入肝血流。代表术式是限制性门-腔静脉分流(侧侧吻合口控制在 10 mm)和门-腔静脉"桥式"(H 形)分流(桥式人造血管口径为 8～10 mm)。前者随着时间的延长,吻合口径可扩大,如同非选择性门体分流术;后者,近期可能形成血栓,需要取出血栓或溶栓治疗。

附加限制环、肝动脉强化灌注的限制性门腔静脉侧侧分流术是限制性门体分流术的改进与发展,有保持向肝血流、防止吻合口扩大、降低门静脉压、保肝作用和肝性脑病发生率均较低等多种效果。

2.断流术

手术阻断门奇静脉间的反常血流,同时切除脾,以达到止血的目的。手术的方式也很多,阻断部位和范围也各不相同,如食管下端横断术、胃底横断术、食管下端胃底切除术以及贲门周围血管离断术等。在这些断流术中,食管下端横断术、胃底横断术,阻断门奇静脉间的反常血流不够完全,也不够确切;而食管下端胃底切除术的手术范围大,并发症多,死亡率较高。其中以贲门周围血管离断术开展的较为普遍,近期效果不错。这一术式还适合于门静脉循环中没有可供与体静脉吻合的通畅静脉,肝功能差(Child C 级),既往分流手术和其他非手术疗法失败而又不适合分流手术的患者。在施行此手术时,了解贲门周围血管的局部解剖十分重要。贲门周围血管可分为 4 组。

(1)冠状静脉:包括胃支、食管支及高位食管支。胃支较细,沿着胃小弯行走,伴行着胃右动脉。食管支较粗,伴行着胃左动脉,在腹膜后注入脾静脉;其另一端在贲门下方和胃支汇合而进入胃底和食管下段。高位食管支源自冠状静脉食管支的凸起部,距贲门右侧 3～4 cm 处,沿食管下段右后侧行走,于贲门上方 3～4 cm 或更高处进入食管肌层。特别需要提出的,有时还出现"异位高位食管支",它与高位食管支同时存在,起源于冠状静脉主干,也可直接起源于门静脉左干,距贲门右侧更远,在贲门以上 5 cm 或更高处才进入食管肌层。

(2)胃短静脉:一般胃有 3 或 4 支,伴行着胃短动脉,分布于胃底的前后壁,注入脾静脉。

(3)胃后静脉:起始于胃底后壁,伴着同名动脉下行,注入脾静脉。

(4)左膈下静脉:可单支或分支进入胃底或食管下段左侧肌层。

门静脉高压症时,上述静脉都显著扩张,高位食管支的直径常为 0.6～1 cm,彻底切断上述静脉,包括高位食管支或同时存在的异位高位食管支,同时结扎、切断与静脉伴行的同名动脉,才能彻底阻断门奇静脉间的反常血流,达到即刻而确切的止血,这种断流术称为"贲门周围血管离断术"。

贲门周围血管离断术后再出血发生率较高,主要原因有二:首先是由于出血性胃黏膜糜烂引起,这种患者,大多有门静脉高压性胃病。手术后患者处于应激状态,导致胃黏膜的缺血、缺氧、胃黏膜屏障破坏,门静脉高压性胃病加重,发生大出血。对于这一类的出血,原则上采用非手术疗法止血;其次是第 1 次手术不彻底,遗漏了高位食管支或异位高位食管支,又引起了食管胃底静脉的曲张破裂。对于这种情况要争取早期手术,重新离断遗漏了的高位食管支或异位高位食管支。最重要的是断流后门静脉高压仍存在,但交通支出路已断,没有出路,这就必然发生离断后的再粘连、交通血管再生。另外需要指出的是,在选择手术方式时还要考虑到每个患者的具体情况以及手术医师的经验和习惯。

3.分流加断流的联合术

由于分流术和断流术各有特点,治疗效果因人而异,难以判断孰优孰劣。不同学者各有偏好,也存在着争议。近年来,分流加断流的联合式式,如贲门周围血管离断加肠腔静脉侧侧分流术,脾次全切除腹膜后移位加断流术等,正引起人们的浓厚兴趣。初步的实验研究和临床观察显示,联合术式既能保持一定的门静脉压力及门静脉向肝的血供,又能疏通门静脉系统的高血流状态,是一种较理想的治疗门静脉高压症的手术方法。

既往对于术式的改进一直囿于在确切止血的基础上尽可能地保留门静脉向肝血流方面,未能取得突破性的进展。近年来,有学者基于"门脉高压症的本在于肝硬化"的认识,并提出应注意增加肝动脉血流,提高肝供氧量以达到保护肝的目的,为门脉高压症术后肝功能保护提供了一种新的思路。而单纯的分流术或断流术很难满足上述要求,故有关单一术式的研究报道已相对减少,而分流加断流的联合术式正引起人们的浓厚兴趣。常见的术式有贲门周围血管离断加肠腔静脉侧侧分流术、脾次全切除腹膜后移位加断流术、门腔静脉侧侧分流加肝动脉强化灌注术等。

附加限制环、肝动脉强化灌注的门腔静脉侧侧分流术就是一个很好的开端。通过附加限制环的门腔静脉侧分流,取得理想的门脉减压效果并可防止吻合口扩大;而通过结扎胃左、右动静脉、胃十二指肠动脉和脾动脉(脾切除),使腹腔动脉的全部血流都集中供给肝动脉。这就增加了肝血、氧供给而起到了保肝作用。因此,它在一定程度上克服了传统门腔分流术的不足。它在集分流术和断流术优点的同时,使其对于肝血流动力学的改变趋于合理。通过强化肝动脉血流灌注改善肝血供,益于术后恢复,又不影响肠系膜静脉区向肝血流,相对增加了来自胰腺和胃肠道的营养物质对肝的供给;对肝功能起到一定的维护作用,能明显改善术后肝纤维化的程度。另外,本术式在分流术基础上,结扎胃左、右动静脉、胃十二指肠动脉,没有增加手术难度。

4.肝移植

上述的各种治疗方法均是针对门静脉高压症食管胃底曲张静脉破裂出血的措施,对导致门静脉高压症的根本原因肝硬化则无能为力,甚至可能导致进一步的肝损害。肝移植手术无疑是治疗门静脉高压症最为彻底的治疗方法,既替换了病肝,又使门静脉系统血流动力学恢复到正常。在过去的 20 年,肝移植已经极大地改变了门静脉高压症患者的治疗选择。同其他器官移植所面临问题一样,目前影响肝移植发展的主要障碍是供肝严重不足,尽管劈离式肝移植技术可以部分缓解肝供需间的矛盾,但仍难以彻底解决供肝紧张的局面。目前,全球等待肝移植的患者每年增加达 15 倍之多,而实施肝移植者只增加 3 倍,供肝严重缺乏。活体肝移植虽然也有较大发展,仅我国自 1995 年 1 月—2008 年 8 月,活体肝移植已达 925 例,但也只是杯水车薪。亲属部分肝移植由于存在危及供者健康和生命的危险,病例选择不得不慎之又慎。利用转基因动物进行异种肝移植的研究虽有希望彻底解决供肝来源的问题,但由于涉及技术和伦理学方面的问题,短时间内难以应用于临床。

影响肝移植术对肝硬化门静脉高压症治疗效果的另一因素是移植肝病毒性肝炎复发。尽管近年来抗病毒药物研究的进展已使病毒性肝炎的复发率明显降低,但其仍是每一个从事肝移植工作的外科医师必须认真对待的问题。

肝移植手术高昂的治疗费用也是影响其广泛应用的因素之一。即使在一些发达国家,肝移植手术的费用亦非普通患者个人所能轻易负担。在我国目前的经济发展水平下,这一因素甚至已成为影响肝移植手术临床应用的首要因素。肝移植手术无疑是治疗门脉高压症最为彻底的治疗方法,是今后发展的方向。但在目前情况下,是否将我们有限的医疗卫生资源用于肝硬化的预防上,值得认真思考。

综上所述,我们不难发现,门静脉高压症的外科治疗取得了很大进展,但仍存在诸多不足之处。保护肝功能、微创外科的应用以及肝移植的研究将是门静脉高压症外科在今后相当一个时期内研究的难点和重点。必须指出的是,事实上我国人口众多,肝炎患者多乃至肝硬化、门静脉高压症、食管静脉曲张破裂出血的患者也相应地多。相比之下肝源极少,因此今后在相当长的时期内,非肝移植的上述治疗诸法仍然是主要治疗的手段。

5.严重脾大,合并明显的脾功能亢进的外科治疗

最多见于晚期血吸虫病,也见于脾静脉栓塞引起的左侧门静脉高压症。对于这类患者单纯行脾切除术效果良好。

6.肝硬化引起的顽固性腹水的外科治疗

有效的治疗方法是肝移植。其他疗法包括 TIPS 和腹腔-静脉转流术。放置腹腔-静脉转流管,有窗孔的一端插入腹腔,通过一个单向瓣膜,使腹腔内的液体向静脉循环单一方向流动,管的另一端插入上腔静脉。尽管放置腹腔静脉转流管并不复杂,然而有报道手术后的死亡率高达 20%。放置腹腔-静脉转流管后腹

水再度出现说明分流闭塞。如果出现弥散性血管内凝血、曲张静脉破裂出血或肝衰竭,就应停止转流。

(三)食管胃底静脉曲张破裂大出血非手术治疗失败的治疗原则

食管胃底静脉曲张破裂大出血非手术治疗包括狭义的内科药物、物理等方法治疗;广义还包括了内镜下套扎、注射,经股动脉、颈静脉置管介入等治疗。

主要手术方式有分流手术、断流术和肝移植。

1.分流手术

分流手术是采用门静脉系统主干及其主要分支与下腔静脉及其主要分支血管吻合,使较高压力的门静脉血液分流入下腔静脉中去,由于能有效地降低门静脉压力,是防治大出血的较为理想的方法。

分流的方式很多,如较为经典的门腔静脉吻合术、脾肾静脉吻合术、肠系膜上静脉下腔静脉吻合术。目前应该说既有止血效果好又有一定保肝作用的"附加限制环及肝动脉强化灌注的门腔静脉侧侧吻合术"的效果最为满意。

2.断流术

一般包括腔内食管胃底静脉结扎术、贲门周围血管离断术、冠状静脉结扎术。因一般只要能够掌握胃大部切除术的外科医师既能实施贲门周围血管离断术,故此,目前此种手术的开展最为普及。

3.肝移植

这是治疗终末期肝病的(不包括晚期肿瘤)好办法,在西方已被普遍采用。但在我国,因乙丙型肝炎后肝硬化、门静脉高压症、食管胃底静脉曲张破裂出血的患者较多,而供肝者少,故不能广泛开展,仍以分流术及断流术为主。

内镜下套扎、注射,经股动脉、颈静脉置管介入等治疗属非手术治疗范畴,这里不予赘述。

第二节 肝血管瘤

一、概述

肝血管瘤是肝脏常见的良性肿瘤,肿瘤生长缓慢,病程长达数年以上。本病可发生于任何年龄,但以 30～50 岁居多。女性多见。多为单发,也可多发;左、右肝的发生率大致相等。肿瘤大小不一,大者可达十余千克,小者仅在显微镜下才能确诊。

二、病因

血管瘤的病因学仍然不清楚,大多数研究人员认为,它们是良性的、先天性的错构瘤。肿瘤的生长是进行性膨胀的结果,而非源于增生或者肥大,血管瘤压迫周围肝脏组织,保持一个可以解剖的平面。在怀孕或者口服避孕药期间肿瘤生长和出现症状,同时血管瘤组织内雌激素受体含量明显高于周围正常肝组织,提示雌激素可能在肿瘤的生长过程中起重要作用。

三、病理及病理生理学

肝血管瘤可分为海绵状血管瘤和毛细血管瘤,前者多有血栓。它在尸检中的检出率为0.4%～20%。肝血管瘤大小不一,最小者需在显微镜下确认,巨大者下界达盆腔。当病变>4 cm时称为巨大血管瘤。肿瘤可发生于肝脏任何部位,但常位于肝右叶包膜下,多数为单发,多发者约占10%。肉眼观察呈紫红色或蓝紫色,不规则分叶状。质地柔软或弹性感,亦可较坚硬,与周围肝实质分界清楚,切面呈网状。血管瘤内并发血栓形成时有炎症改变。多数血管瘤常可见到退行性病理变化,如包膜纤维性硬化、陈旧的血栓机化、玻璃样变伴有胶原增加,甚至钙化等。

四、分型

根据纤维组织多少可将其分为4型。

(一)肝脏海绵状血管瘤

此型最多见。肿瘤切面呈蜂窝状,由充满血液及机化血栓的肝血窦组成。血窦壁内衬以内皮细胞,血窦之间有纤维间隔,大的纤维隔内有小血管和残余胆管分布。纤维隔和管壁可发生钙化或静脉石。瘤体与正常肝组织分界明显,有一纤维包膜。

(二)硬化性血管瘤

血管塌陷或闭合,间隔纤维组织极丰富,血管瘤呈退行性改变。

(三)肝毛细血管瘤

以血管腔狭窄、纤维间隔组织丰富为其特点,此型少见。

(四)血管内皮细胞瘤

此型罕见,为起源于血管内皮细胞的肝肿瘤。病因未明。女性占60%。肿瘤由树枝状细胞和上皮样细胞组成,间质显著硬化,其特征为多源性和广泛的窦样和脉络样浸润。常因腹痛就诊或因剖腹探查时偶然发现。肿瘤生长缓慢,30%的患者有 5 年生存期。Ishak 认为,本型肯定恶变,几乎均伴有肝内蔓延,属良性血管瘤和肝血管内皮细胞肉瘤的中间型,并将其单列为上皮样血管内皮细胞瘤。

五、临床表现

(一)症状

常无明显的自觉症状,直径>4 cm 的病变中有 40%的病例引起症状,而直径>10 cm 的病例中 90%引起症状。压迫邻近器官时,可出现上腹部不适、腹胀、上腹隐痛、嗳气等症状。由血栓引起的症状也可以是间歇性的。疼痛的原因可能包括梗死和坏死、相邻结构受压、肝包膜膨胀或血液流速过快。

(二)体征

腹部肿块与肝相连,表面光滑,质地柔软,有囊性感及不同程度的压痛感,有时可呈分叶状,但是血管瘤较小且位于肝脏内部时,常不可触及。有时血管瘤内可听见血管杂音。自发性破裂罕见,在巨大血管瘤病例中,可能会出现消耗性凝血病,患者出现弥散性血管内凝血和 Kasabaeh-Merrit 综合征(血管瘤伴血小板减少综合征)。

六、辅助检查

(一)超声

单用超声检查对于 80%的直径<6 cm 的病变能够作出明确的诊断。

1.二维灰阶超声检查

显示肝内强回声病变(67%~79%),边界大多清楚,或病变区内强回声伴不规则低回声,病变内可见扩张的血窦,较大血管瘤异质性更强,需要进一步的影像学检查。

2.彩色多普勒

肝血管瘤的血流显示多在边缘出现,且血管走行较为平滑,色彩均匀,无彩色镶嵌图像。频谱多普勒多表现为低速中等阻力指数的血流频谱。

3.超声造影

动脉期呈周边环状增强伴附壁结节状突起,门脉期呈缓慢向心性充填,瘤体可完全充填或不完全充填,回声高于周围肝组织,此方式与增强 CT 表现一致,当对比剂充填不完全时,瘤体内可能存在血栓或纤维化改变。少数血管瘤在动脉期、门脉期及延迟期呈无增强,考虑瘤体内为血栓或纤维化改变。

(二)CT 检查

对于直径>2 cm 以上病变诊断的敏感性和特异性超过 90%。三相螺旋 CT 能增加良性病变的检出率。

1.平扫

多表现为结节状或者肿块状的低密度影,直径<4 cm 的肿瘤边界清楚,密度均匀;直径>4 cm者,边界可分叶,少数扫描层面瘤内出现不多的密度更低区,肿瘤大而瘤内密度更低,这与肝细胞肝癌多数层面出现多数密度更低区的特征有明显不同。海绵状血管瘤瘤内的密度更低区在病理上是血栓机化,故增强后扫描仍显示低密度。

2."两快一长"增强扫描

本病的 CT 特征,主要表现在"两快一长"增强扫描上。典型表现是快速注射碘对比剂后1分钟,在瘤的周边或者一侧边缘出现数目不等、密度高于同层正常肝或近似主动脉的小结节强化。注药后 2 分钟见上述瘤边的高密度强化向瘤中心扩大,密度仍高于同层正常肝或近似主动脉的小结节强化,其后,随着时间的推移,注药后 5~7 分钟,上述瘤周的强化渐扩大到全瘤范围内。强化密度从高于至渐等于正常肝,并保持等密度至注药后 10~15 分钟或者更长。上述碘对比剂充盈"快进慢出"的特征,与肝细胞肝癌碘对比剂充盈的"快进快出"表现不同,有鉴别诊断意义。

3.常规增强扫描

可出现"两快一长"增强扫描注药后某一段时间内的 CT 特征。具体表现由肿瘤在肝内的部位以及扫描速度而定。在肝上部的肿瘤,常规增强扫描时,肿瘤层面多落在手推法注药后的1~2分钟。但如果用高压注射器以 3 mL/s 速度注射,则肝上部肿瘤可落在注药后的 1 分钟之内的层面,故肿瘤边缘可见多数的小结节强化。在肝下部的肿瘤,因 CT 机扫描速度慢,肿瘤所在的层面可能落在注药后的 5 分钟,故肿瘤可表现为全瘤强化。

4.动态增强扫描

在常规 CT 的同层动态增强扫描或螺旋 CT 的全肝双期增强扫描上,多表现为动脉期瘤内边缘有少数小点状或小结节状的强化灶,强化密度高于周围正常肝组织,近似同层主动脉的密度。门脉期瘤内的边缘性强化灶略微增大变多,密度仍高于周同正常肝组织,近似同层主动脉的密度。如加扫注药开始后 5 分钟或以后的延时扫描,可出现全瘤强化,并逐渐降为等密度。上述动态增强扫描表现与"两快一长"增强扫描大体相同,不同的是,动态增强扫描的动脉期时间比手推法注药的"两快一长"增强扫描提前 30～60 秒,故瘤内的边缘性强化的病灶可能比"两快一长"注完药后第 1 分钟内的强化灶要少。

（三）MRI

准确、无创,但价格昂贵,敏感度＞90％。

1.平扫

T_1WI 上病灶直径≤4 cm,多为圆形、卵圆形低密度影,边界清楚。大的病灶可以分叶,信号可不均匀,其中可见更低的信号或者混杂影,为瘤内发生囊变、纤维瘢痕、出血或者血栓等改变所致。T_2WI 多回波技术对于肝海绵状血管瘤的检出和定性有重要作用。随着 TE 的延长,肿瘤信号逐渐增高,在重 T_2WI 上,病灶信号最高,边界锐利,称"亮灯"征,为肝海绵状血管瘤的特征性表现。

2.增强

多期增强的典型表现为动脉期肿瘤周边环型或一侧边缘小点状或小结节状强化灶,门脉期边缘性强化灶增多、增大,强化区域逐渐向中央扩展,延迟期为高信号或者等信号充填。较小的病灶,动脉期可表现为全瘤的强化,但门脉期和延迟期始终为高信号。较大的病灶由于有时有纤维瘢痕、出血或者栓塞,中心可始终无强化。

3.少见表现

厚壁型海绵状血管瘤,血管腔隙之间纤维组织多,血管腔隙小,造影剂不易进入或者进入很慢,在动脉期、门脉期及延迟期上始终无明显强化。加长延时期可见病灶逐渐大部分或者全部充填。

（四）核素显像

肝血管瘤由血窦构成,静脉注入 ^{99m}Tc-红细胞后,需要一定时间后才能在血窦中原有的未标记的红细胞混匀,故有缓慢灌注的特点。小的血管瘤往往在5～10 分钟即达到平衡,之后放射性不再增强。较大的血管瘤有时需要 1～2 小时以后才能达到平衡,放射性明显增高,接近心血池强度。因此,常规需要早期和延迟两种显像。大的血管瘤由边缘向中心缓慢填充,如瘤内有纤维化,则表现为放射性缺损,但整个病灶区放射性强度高于周边正常肝组织。平衡后血池期如病变显示不清或可疑时,加做血池层显像可提高病变检出率。部分肝血管瘤病例表现为血流、血池显像相匹配。即病变在动脉相有充盈,静脉相仍可见,达到平衡后血池相时,逐渐填充增浓。而另有些病例变现血流、血池不相匹配,即病变区动脉相不充盈,静脉相也往往有放射性缺损,到平衡后血池相,放射性随时间的增强而逐渐增浓。几乎所有病例病变区的放射性活度在平衡后期均明显高于肝组织。肝血池显像病变局部过度充盈,对于肝血管瘤的诊断具有相当的特异性,假阳性很少。

(五)血管造影

肝血管瘤血管造影的表现取决于瘤体的组织学类型,薄壁者血管腔隙宽,进入造影剂多,形成血管湖。由于腔壁内无肌肉组织,进入腔内的造影剂时间比较长,且可逐渐弥散,甚至充盈整个瘤体。厚壁者血管腔隙窄,进入造影剂少。事实上,瘤体内薄壁和厚壁者并存,所以,图像上见大小不等的血管湖。肝血管瘤血管造影表现主要有:血管瘤的肿瘤血管呈团状或丛状,没有血管包绕、侵及和静脉早期显影,血管瘤内血流停滞缓慢,最多停留 30 秒,血管瘤的肝动脉和分支未增粗,仅血管瘤供血动脉增粗。

(六)实验室检查

肝脏血清学指标在没有肝脏基础性病变时常在正常范围,但肿瘤较大压迫引起梗阻性黄疸时,可能会有肝酶水平升高、胆红素含量增加。

七、诊断

本病的诊断主要依靠临床表现以及影像学检查来确诊。以往对于较小的血管瘤术前诊断比较困难,目前由于影像学诊断技术的发展,临床诊断符合率大大提高。

(一)临床表现上

肿瘤生长缓慢,病程长,较大的肿瘤表面光滑,质地中等有弹性感可压缩。

(二)B 超检查

可见有血管进入或血管贯通征。巨大肿瘤,扫查中探头压迫肿瘤,可见肿瘤受压变形。

(三)CT 检查

主要表现为平扫表现为境界清楚的低密度区,增强扫描表现为"早出晚归"的特征。

(四)核磁检查

可出现所谓的"灯泡"征。

（五）肝血管造影

可发现肿瘤有较粗的供应血管，具有特征性表现。

八、鉴别诊断

（一）原发性肝癌

有肝炎或肝硬化背景或证据；肝痛、上腹肿块、食欲缺乏、乏力、消瘦、不明原因发热、腹泻或右肩痛、肝大、结节感或右膈抬高；少数以癌结节破裂急腹症、远处转移为首发症状；AFP 阳性。

（二）继发性肝癌

继发性肝癌可在腹腔脏器恶性肿瘤手术前或手术时发现；亦可在原发癌术后随访时发现。超声显像、核素肝扫描、CT、磁共振成像（MRI）或选择性肝动脉造影等显示散在性实质性占位，占位常为大小相仿、多发、散在，CT 或血池扫描无填充，^{99m} Tc-PMT 扫描阴性，超声示"牛眼"征，难以解释的 CEA 增高等，鉴别并不困难。

（三）肝脓肿

不规则发热，尤以细菌性肝脓肿更显著。肝区持续性疼痛，随深呼吸及体位移动而增剧。体检发现肝脏多有肿大（肝脏触痛与脓肿位置有关），多数在肋间隙相当于脓肿处有局限性水肿及明显压痛。白细胞及中性粒细胞计数升高可达（20～30）×10^9/L，阿米巴肝脓肿患者大便中偶可找到阿米巴包囊或滋养体，酶联免疫吸附试验（ELISA）测定血中抗阿米巴抗体可帮助确定脓肿的性质，阳性率为 85%～95%。肝穿刺阿米巴肝脓肿可抽出巧克力色脓液；细菌性可抽出黄绿色或黄白色脓液，培养可获得致病菌。早期脓肿液化不全时，增加与肝血管瘤鉴别难度，尤其是低回声型血管瘤。CT 检查可见单个或多个圆形或卵圆形界限清楚、密度不均的低密区，内可见气泡。增强扫描脓腔密度无变化，腔壁有密度不规则增高的强化，称为"环月"征或"日晕"征。MRI T_1WI 脓液为低信号，脓肿壁厚薄不一，脓液壁外侧有低信号的水肿带，T_1WI 脓液为高信号，脓肿壁厚薄不一，呈稍高信号，脓液壁外侧的水肿带也呈高信号。核素显像表现为放射性缺损区。

（四）肝局灶性结节增生（FNH）

一般也无症状，与肝血管瘤主要靠影像学来鉴别诊断。超声表现：可以有低、高或混合回声，缺乏特征性，可见纤维分隔。CT 表现，平扫：肝内低密度或等密度改变,边界清楚。当中心存在纤维性瘢痕时,可见从中心向边缘呈放射状分布的低密度影像为其特征。增强:可为高密度、等密度或低密度不等,主要因其供血情况而不同。病变内纤维分隔无增强,动脉晚期病变呈低密度。血管造影:典型病变可表现为血管呈放射状分布,如轮辐样和外围血管的抱球现象。同位素^{99m}Tc胶体硫扫描:65%的病变可见有核素浓聚,因该种病变内有肝巨噬细胞,所以能凝聚核素,这点和肝血管瘤不同,因而有较高诊断价值。

九、治疗

肝血管瘤生长缓慢,经长期随访仅有大约10%的血管瘤会进行性增大,其余无明显变化,并且不会恶变。因此,需要经手术治疗者仅为少数。对肝血管瘤治疗的原则:直径<5 cm,者不处理,定期观察;直径≥10 cm主张手术切除;直径6~9 cm者依情而定;有以下情况者可考虑手术:年轻患者尤其是育龄期妇女,瘤体继续生长机会大者;肿瘤靠近大血管,继续生长估计会压迫或包绕大血管给手术增加难度者;患者症状较明显,尤其是精神负担重者;合并有其他上腹部良性疾病(如胆囊结石等)需手术可一并处理者;随访中发现瘤体进行性增大者。而有以下情况者,则不主张手术,年龄超过60岁的中老年患者;重要脏器有严重病变不能耐受手术者。

常见治疗方法如下。

(一)肝血管瘤切除术

较小的血管瘤一般采用沿其假包膜剥离或沿瘤体周边正常肝组织切除等方法,可达到出血少、彻底切除病灶的目的。很少需采用全肝血流阻断术。

(二)肝血管瘤捆扎术

血管瘤捆扎术对较小的瘤体是一种安全、有效、简便的治疗方法。近年来,随着血管瘤切除率的提高,采用捆扎术治疗的患者逐渐减少。目前,常用于多发性血管瘤主瘤切除后较小瘤体的捆扎,或其他疾病行上腹部手术时对较小血管瘤的顺便处理。

(三)肝动脉结扎加放疗术

肝血管瘤主要由肝动脉供血,结扎肝动脉后可暂时使瘤体缩小变软,结合术后放疗可使瘤体机化,减轻症状,但长期效果有限。主要用于无法切除的巨大血管瘤,近年来,由于新技术的采用,以往认为不能切除的血管瘤已能顺利切除,故该种方法已很少应用。

（四）术中血管瘤微波固化术

主要用于无法切除的巨大血管瘤。采用此疗法的重要步骤之一是必须阻断第一肝门，减少瘤体内血液流动，使微波热能不会被血流带走而能集中于被固化瘤体的周围。术中微波固化术已很少采用。

（五）肝动脉插管栓塞术（TAE）

经过栓塞后部分血管瘤可缩小机化。一般栓塞剂碘化油、吸收性明胶海绵等对较大的瘤体效果较差，无水乙醇、鱼肝油酸钠、平阳霉素对管内皮具有强烈刺激性的栓塞剂应用后，可达到使血管瘤内皮细胞变性、坏死，血管内膜增厚，管腔闭塞的目的。治疗后瘤体能不同程度的缩小。但是，由于栓塞剂对血管的强烈刺激性，在对血管瘤起栓塞作用的同时，也常常累及到肝门部血管及正常肝内血管，造成一些严重的并发症，常见的有肝细胞梗死、肝脓肿、胆道缺血性狭窄及胆管动脉瘘等。TAE 治疗肝血管瘤仍有争议，其原因有：TAE 对小血管瘤的效果较好，但 5 cm 及 5 cm 以下的血管瘤往往不需治疗；大血管瘤的 TAE 治疗长期效果差，难以达到瘤体缩小机化的目的。TAE 术后瘤体与肝裸区、网膜等建立了广泛的侧支循环，增加了手术难度及出血量；TAE 可造成肝脏坏死、肝脓肿、胆道缺血性狭窄等严重并发症。

目前，真正难处理的是那些多发性、弥漫性或生长在肝实质内的中央型血管瘤，而生长在肝表面、肝脏一叶或半肝以上的巨大血管瘤，均能获得完整切除（包括尾叶血管瘤），由于血管瘤极少合并肝硬化，因此，行肝小叶切除也很少发生肝衰竭。对肝血管瘤的处理不能像肝癌那样积极，虽然许多用于肝癌治疗的方法也可用于血管瘤的治疗，但两种疾病的性质不同，不能认为对血管瘤治疗有效就认为其治疗合理。如果指征不明确，宁愿观察也不要随意治疗，以免造成严重的后果。

第三节　原发性肝癌

一、原发性肝癌的病因学

目前认为肝炎病毒有甲、乙、丙、丁、戊、己等数种以及 TTV。已经有大量的研究证明，与肝癌有关的肝炎病毒为乙、丙型肝炎病毒，即它们的慢性感染是肝癌的主要危险因素。

(一)乙型肝炎病毒(HBV)与肝癌发病密切相关

HBV 与肝癌发病间的紧密联系已得到公认,国际癌症研究中心已经确认了乙型肝炎在肝癌发生中的病因学作用。据估计,全球有 3.5 亿慢性 HBV 携带者。世界范围的乙型肝炎表面抗原(HBsAg)与肝癌关系的生态学研究发现,HBsAg 的分布与肝癌的地理分布较为一致,即亚洲、非洲为高流行区。当然在局部地区,HBsAg 的分布与肝癌的地理分布不一致,如格陵兰 HBsAg 的流行率很高,但肝癌发病率却很低。病例研究发现,80%以上的肝癌患者都有 HBV 感染史。分子生物学研究发现,与 HBV 有关的 HCC 中,绝大多数的病例可在其肿瘤细胞 DNA 中检出 HBV DNA 的整合。研究发现,慢性 HBV 感染对肝癌既是启动因素,也是促进因素。

(二)丙型肝炎病毒(HCV)与肝癌发病的关系

据估计全球有 1.7 亿人感染 HCV。丙型肝炎在肝癌发生中的重要性首先是由日本学者提出的。IARC 的进一步研究也显示了肝癌与丙型肝炎的强烈的联系。

但有研究发现,HCV 在启东 HCC 及正常人群中的感染率并不高,因此 HCV 可能不是启东肝癌的主要病因。最近启东的病例对照研究显示,HCV 在启东 HBsAg 携带者中的流行率也不高(2.02%),HBsAg 携带者中肝癌病例与对照的 HCV 阳性率并无显著差别。

二、诊断和分期

(一)肝癌的分期

原发性肝癌的临床表现因不同的病期而不同,其病理基础、对各种治疗的反应及预后相差较大,故多年来许多学者都曾致力于制订出一个统一的分型分期方案,以利于选择治疗、评价结果和估计预后。与其他恶性肿瘤一样,对肝癌进行分期的目的是:①指导临床制订合理的治疗计划。②根据分期判断预后。③评价治疗效果并在较大范围内进行比较。因此,理想的分期方案应满足以下两个要求:①分期中各期相应的最终临床结局差别明显。②同一分期中临床结局差别很小。

1.Okuda 分期标准

日本是肝癌高发病率国家。Okuda 等根据 20 世纪 80 年代肝癌研究和治疗的进展,回顾总结了850 例肝细胞肝癌病史与预后的关系,认为肝癌是否已占全肝的 50％、有无腹水、清蛋白是否＞30 g/L 及胆红素是否少于 30 mg/L 是决定生存期长短的重要因素，并以此提出 3 期分期方案。

与非洲南部的肝癌患者情况不同，日本肝癌患者在确诊前大多已经合并了肝硬化，并有相应的症状。而且随着 20 世纪 80 年代诊断技术的提高，小肝癌已可被诊断和手术切除。因此 Okuda 等认为以清蛋白指标替代 Primack 分期中的门脉高压和体重减轻来进行分期的方案更适用于日本的肝癌患者。Okuda 称 Ⅰ 期为非进展期，Ⅱ 期为中度进展期，Ⅲ 期为进展期。对 850 例肝癌患者的分析表明，Ⅰ、Ⅱ、Ⅲ 期患者中位生存期分别为 11.5 个月、3.0 个月和 0.9 个月，较好地反映了肝癌患者的预后。

2.国际抗癌联盟制定的 TNM 分期

根据国际抗癌联盟（UICC）20 世纪 80 年代中期制定并颁布的常见肿瘤的 TNM 分期，肝癌的 TNM 分期如表 5-1。

表 5-1　UICC 肝癌 TNM 分期

分期	T	N	M
Ⅰ	T_1	N_0	M_0
Ⅱ	T_2	N_0	M_0
Ⅲ A	T_3	N_0	M_0
Ⅲ B	$T_1 \sim T_3$	N_1	M_0
Ⅳ A	T_4	N_0，N_1	M_0
Ⅳ B	$T_1 \sim T_4$	N_0，N_1	M_1

表中，T——原发肿瘤、适用于肝细胞癌或胆管（肝内胆管）细胞癌。

T_x：原发肿瘤不明。

T_0：无原发病证据。

T_1：孤立肿瘤，最大直径在 2 cm 或以下，无血管侵犯。

T_2：孤立肿瘤，最大直径在 2 cm 或以下，有血管侵犯；或孤立的肿瘤，最大直径超过 2 cm，无血管侵犯；或多发的肿瘤，局限于一叶，最大的肿瘤直径在 2 cm 或以下，无血管侵犯。

T_3：孤立肿瘤，最大直径超过 2 cm，有血管侵犯；或多发肿瘤，局限于一叶，最大的肿瘤直径在 2 cm 或以下，有血管侵犯；或多发肿瘤，局限于一叶，最大的肿瘤直径超过 2 cm，有或无血管侵犯。

T_4：多发肿瘤分布超过一叶；或肿瘤侵犯门静脉或肝静脉的一级分支；或肿瘤侵犯除胆囊外的周围脏器；或穿透腹膜。

注:依胆囊床与下腔静脉之投影划分肝脏之两叶。

N——区域淋巴结,指肝十二指肠韧带淋巴结。

N_x:区域淋巴结不明。

N_0:区域淋巴结无转移。

N_1:区域淋巴结有转移。

M——远处转移。

M_x:远处转移不明。

M_0:无远处转移。

M_1:有远处转移。

3.我国通用的肝癌分型分期方案

根据肝癌的临床表现,1977年全国肝癌防治研究协作会议上通过了一个将肝癌分为3期的方案。该方案如下。

Ⅰ期:无明确的肝癌症状与体征者。

Ⅱ期:介于Ⅰ期与Ⅲ期之间者。

Ⅲ期:有黄疸、腹水、远处转移或恶病质之一者。

此项方案简单明了,便于掌握,在国内相当长的时间内被广泛采用,并于1990年被收录入中华人民共和国卫生部医政司编制的《中国常见恶性肿瘤诊治规范》,作为我国肝癌临床分期的一个标准。

4.1999年成都会议方案

1977年的3个分期的标准虽简便易记,但Ⅰ~Ⅲ期跨度过大,大多数患者集中在Ⅱ期,同期中病情有较大出入。因此中国抗癌协会肝癌专业委员会1999年在成都第四届全国肝癌学术会议上提出了新的肝癌分期标准(表5-2),并认为大致可与1977年标准及国际TNM分期相对应。

表5-2 成都会议原发性肝癌的分期标准

分期	数量、长径、位置	门静脉癌栓(下腔静脉、胆管癌栓)	肝门、腹腔淋巴结肿大	远处转移	肝功能Child分级
Ⅰ	1或2个、<5 cm、在1叶	无	无	无	A
Ⅱa	1或2个、5~10 cm、在1叶,或<5 cm、在2叶	无	无	无	A或B
Ⅱb	1或2个、>10 cm,或3个、<10 cm、在1叶,或1或2个、5~10 cm、在2叶	无或分支有	无	无	A或B
Ⅲ	癌结节>3个,或>10 cm,或在2叶,或1或2个、>10 cm、在2叶	门静脉主干	有	有	C

此分期的特点是：①未采用国际 TNM 分期中关于 T 的划分，认为小血管有无侵犯是一个病理学分期标准，肝癌诊断时多数不能取得病理学检查，难以使用此项标准。②肝功能的好坏明显影响肝癌的治疗选择与预后估计，因而肝功能分级被列入作为肝癌分期的一个重要指标。严律南等分析 504 例肝切除患者资料，认为此分期与国际 TNM 分期在选择治疗方法、估计预后方面作用相同，且应用简便，值得推广。

5.2001 年广州会议方案

在 1999 年成都会议肝癌分期标准基础上，中国抗癌协会于 2001 年年底广州全国肝癌学术会议提出了新的分期标准，建议全国各肝癌治疗中心推广使用。分期方案如下。

Ⅰa：单个肿瘤直径＜3 cm，无癌栓、腹腔淋巴结及远处转移；Child A。

Ⅰb：单个或两个肿瘤直径之和＜5 cm，在半肝，无癌栓、腹腔淋巴结及远处转移；Child A。

Ⅱa：单个或两个肿瘤直径之和＜10 cm，在半肝或两个肿瘤直径之和＜5 cm，在左右两半肝，无癌栓、腹腔淋巴结及远处转移；Child A。

Ⅱb：单个或多个肿瘤直径之和＞10 cm，在半肝或多个肿瘤直径之和＞5 cm，在左右两半肝，无癌栓、腹腔淋巴结及远处转移；Child A。

有门静脉分支、肝静脉或胆管癌栓和/或 Child B。

Ⅲa：肿瘤情况不论，有门脉主干或下腔静脉癌栓、腹腔淋巴结或远处转移之一；Child A 或 B。

Ⅲb：肿瘤情况不论，癌栓、转移情况不论；Child C。

(二)肝癌的临床表现

1.首发症状

原发性肝癌患者首先出现的症状多为肝区疼痛，其次为食欲缺乏、上腹肿块、腹胀、乏力、消瘦、发热、腹泻、急腹症等。也有个别患者以转移灶症状为首发症状，如肺转移出现咯血，胸膜转移出现胸痛，脑转移出现癫痫、偏瘫，骨转移出现局部疼痛，腹腔淋巴结或胰腺转移出现腰背疼痛等。肝区疼痛对本病诊断具有一定的特征性，而其他症状缺乏特征性，常易与腹部其他脏器病变相混淆而延误诊断。

2.常见症状

(1)肝区疼痛：最为常见的症状，主要为肿物不断增长，造成肝被膜张力增大所致。肿瘤侵及肝被膜或腹壁、膈肌是造成疼痛的直接原因。肝区疼痛与原发性肝癌分期早晚有关,早期多表现为肝区隐痛或活动时痛,中、晚期疼痛多为持续性胀痛、钝痛或剧痛。疼痛与肿瘤生长部位有关,右叶肿瘤多表现为右上腹或右季肋部痛,左叶肿瘤可表现为上腹偏左或剑突下疼痛。当肿瘤侵及肝被膜时,常常表现为右肩背疼痛。当肿瘤突然破裂出血时,肝区出现剧痛,迅速波及全腹,表现为急腹症症状,伴有生命体征变化。

(2)消化道症状:可出现食欲减退、腹胀、恶心、呕吐、腹泻等。食欲减退和腹胀较为常见。食欲减退多为增大的肝脏或肿物压迫胃肠道及患者肝功能不良所致。全腹胀往往为肝功能不良伴有腹水所致。腹泻多较为顽固,每天次数可较多,为水样便或稀软便,易与慢性肠炎相混淆。大便常规检查常无脓血。

(3)发热:大多为肿瘤坏死后吸收所致的癌热,表现为午后低热,无寒战,小部分患者可为高热伴寒战。吲哚美辛可暂时退热。部分患者发热为合并胆管、腹腔、呼吸道或泌尿道感染所致。经抗生素治疗多可控制。

(4)消瘦、乏力、全身衰竭:早期患者可无或仅有乏力,肿瘤组织大量消耗蛋白质及氨基酸,加之患者胃肠道功能失调特别是食欲减退、腹泻等,使部分患者出现进行性消瘦才引起注意。当患者进入肿瘤晚期,可出现明显的乏力,进行性消瘦,直至全身衰竭出现恶病质。

(5)呕血、黑便:较为常见,多与合并肝炎后肝硬化、门静脉高压有关,也可为肿瘤侵入肝内门静脉主干造成门静脉高压所致。食管、胃底静脉曲张破裂出血可引起呕血,量较大。门脉高压所致脾大、脾亢引起血小板减少是产生出血倾向的重要原因。

(6)转移癌症状:肝癌常见的转移部位有肺、骨、淋巴结、胸膜、脑等。肿瘤转移到肺,可出现咯血;转移至胸膜可出现胸痛、血性胸腔积液;骨转移常见部位为脊柱、肋骨和长骨,可出现局部明显压痛、椎体压缩或神经压迫症状;转移至脑可有神经定位症状和体征。肿瘤压迫下腔静脉的肝静脉开口时可出现 Budd-Chiari 综合征。

3.常见体征

(1)肝大与肿块:肝大与肿块是原发性肝癌最主要、最常见的体征。肿块可以在肝脏局部,也可全肝大。肝表面常局部隆起,有大小不等的结节,质硬。当肝癌突出于右肋下或剑突下时,可见上腹局部隆起或饱满。当肿物位于膈顶部时,X 线可见膈局部隆起,运动受限或固定。少数肿物向后生长,在腰背部即可触及肿物。

(2)肝区压痛:当触及肿大的肝脏或局部性的肿块时,可有明显压痛,压痛的程度与压迫的力量成正比。右叶的压痛有时可向右肩部放射。

（3）脾大：常为合并肝硬化所致。部分为癌栓进入脾静脉，导致脾淤血而肿大。

（4）腹水：多为晚期征象。当肝癌伴有肝硬化或癌肿侵犯门静脉时，可产生腹水，多为漏出液。当肿瘤侵犯肝被膜或癌结节破裂时，可出现血性腹水。肝癌组织中的肝动脉-门静脉瘘引起的门脉高压症临床表现以腹水为主。

（5）黄疸：多为晚期征象。当肿瘤侵入或压迫大胆管时或肿瘤转移至肝门淋巴结而压迫胆总管或阻塞时，可出现梗阻性黄疸，黄疸常进行性加重，B超或CT可见肝内胆管扩张。当肝癌合并较重的肝硬化或慢性活动性肝炎时，可出现肝细胞性黄疸。

（6）肝区血管杂音：肝区血管杂音是肝癌较特征性体征。肝癌血供丰富，癌结节表面有大量网状小血管，当粗大的动脉突然变细，可听到相应部位连续吹风样血管杂音。

（7）胸腔积液：常与腹水并存，也可为肝肿瘤侵犯膈肌，影响膈肌淋巴回流所致。

（8）Budd-Chiari综合征：当肿物累及肝静脉时，可形成癌栓，引起肝静脉阻塞，临床上可出现肝大、腹水、下肢肿胀等，符合Budd-Chiari综合征。

（9）转移灶体征：肝癌肝外转移以肺、骨、淋巴结、脑、胸膜常见，转移至相应部位可出现相应体征。

4.影像学检查

（1）肝癌的超声诊断：肝癌根据回声强弱（与肝实质回声相比）可分为如下4型。①弱回声型：病灶回声比肝实质为低，常见于无坏死或出血、质地相对均匀的肿瘤，提示癌组织血供丰富，一般生长旺盛。该型较常见，约占32.1%。②等回声型：病灶回声强度与同样深度的周围肝实质回声强度相等或相似，在其周围有明显包膜或者晕带围绕，或出现邻近结构被推移或变形时，可有助于病灶的确定。该型最少见。约占5.6%。③强回声型：其内部回声比周围实质高。从组织学上可有两种不同的病理学基础，一种是回声密度不均匀，提示肿瘤有广泛非液化性坏死或出血，或有增生的结缔组织；另一种强回声密度较均匀，是由其内弥漫性脂肪变性或窦状隙扩张所致。强回声型肝癌最常见，约占42.7%。④混合回声型：瘤体内部为高低回声混合的不均匀区域，常见于体积较大的肝癌，可能是在同一肿瘤中出现各种组织学改变所致。此型约占15.5%。

肝癌的特征性图像。①晕征：>2 cm的肿瘤随着肿瘤的增大，周边可见无回声晕带，一般较细而规整，晕带内侧缘清晰是其特征，是发现等回声型肿块的重要指征。声晕产生的原因之一为肿瘤周围的纤维结缔组织形成的假性包膜所致；也可能是肿块膨胀性生长，压迫外周肝组织形成的压缩带；或肿瘤本身结构与正常肝组织之间的声阻差所致。彩超检查显示，有的晕圈内可见红、蓝彩色动静脉血流频谱，故有的声晕可能由血管构成。声晕对于提示小肝癌的诊断有重要价值。②侧方声影：上述晕征完整时，声束抵达小肝癌球体的侧缘容易发生折射效应而构成侧方声影。③镶嵌征：在肿块内出现极细的带状分隔，把肿瘤分成地图状，有时表现为线段状，此特征反映了癌组织向外浸润性生长与纤维结缔组织增生包围反复拮抗的病理过程，多个癌结节也可形成这样的图像。镶嵌征是肝癌声像图的重要特征，转移癌则罕见此征象。④块中块征：肿块内出现回声强度不同、质地不同的似有分界的区域，反映了肝癌生长发育过程中肿块内结节不同的病理组织学表现，如含肿瘤细胞成分、脂肪、血供等不同的结构所形成的不同回声的混合体。

（2）肝癌的 CT 表现：现在从小肝癌和进展期肝癌的 CT 表现及肝癌的 CT 鉴别诊断三方面分别讲述。

小肝癌的 CT 表现（图 5-1）：小肝癌在其发生过程中，血供可发生明显变化。增生结节、增生不良结节以及早期分化好的肝癌以门脉供血为主，而明确的肝癌病灶几乎均仅以肝动脉供血。其中，新生血管是肝癌多血供的基础。因此，肝脏局灶性病变血供方式的不同是 CT 诊断及鉴别诊断的基础。小的明确的肝癌表现为典型的高血供模式：在动脉期出现明显清晰的增强，而在门静脉期对比剂迅速流出。早期分化好的肝癌、再生结节或增生不良结节均无此特征，而表现为与周围肝组织等密度或低密度。

形态学上，小肝癌直径＜3 cm，呈结节状，可有假包膜。病理上 50％～60％ 的病例可见假包膜。由于假包膜较薄，其 CT 检出率较低。CT 上假包膜表现为环形低密度影，在延迟的增强影像上表现为高密度影。

进展期肝癌的 CT 表现：进展期肝癌主要可分为 3 种类型（巨块型、浸润型和弥漫型）。①巨块型肝癌边界清楚，常有假包膜形成。CT 可显示 70％～80％ 的含有假包膜的病例，表现为病灶周围环形的低密度影，延迟期可见其增强；癌肿内部密度不均，尤其在分化较好的肿瘤有不同程度的脂肪变性。②浸润型肝癌表现为不规则、边界不清的肿瘤，肿瘤突入周围组织，常侵犯血管，尤其是门静脉分支，形成门脉瘤栓。判断有无门脉瘤栓对于肝癌的分期及预后至关重要。③弥漫型肝癌最为少见，表现为肝脏多发的、弥漫分布的小癌结节，这些结节大小和分布趋向均匀,彼此并不融合,平扫为低密度灶。

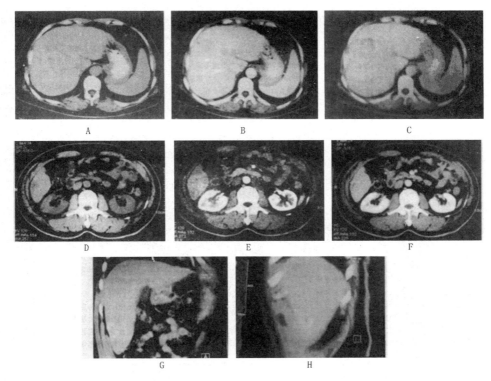

图 5-1　小肝癌(直径约 2 cm)CT 扫描影像

A.平扫显示肝脏右叶前上段圆形低密度结节影;B.增强至肝静脉期,病灶为低密度,其周围可见明确的小卫星结节病灶;C.延迟期,病灶仍为低密度;D.平扫,可见边缘不清的低密度灶;E.动脉晚期,病变呈中度不规则环形增强;F.门脉期,病变内对比剂流出,病变密度减低;G.冠状位重建影像,可清晰显示病变;H.矢状位重建影像,病变呈不规则环形增强

(3)肝癌的 MRI 表现:肝癌可以是新发生的,也可以由不典型增生的细胞进展而来。在肝硬化的肝脏,肝癌多由增生不良结节发展而来。近年来,一个多中心的研究结果显示,增生不良结节为肝癌的癌前病变。过去肝癌在诊断时多已为进展期病变,但近年来随着对肝硬化及病毒性肝炎患者的密切监测、定期筛查,发现了越来越多的早期肝癌。

组织学上,恶性细胞通常形成不同厚度的梁或板,由蜿蜒的网状动脉血管腔分隔。肝癌多由肝动脉供血,肝静脉和门静脉沿肿瘤旁增生,形成海绵状结构。

影像表现(图 5-2、图 5-3):肝癌的 MRI 表现可分为 3 类。孤立结节/肿块的肝癌占 50%，多发结节/肿块的肝癌占 40%，而弥漫性的肝癌占不到 10%。肿瘤内部有不同程度的纤维化、脂肪变、坏死及出血等使肝癌 T_1、T_2 加权像的信号表现多种多样。肝癌最常见的表现是在 T_1 加权像上为略低信号，在 T_2 加权像上为略高信号，有时在 T_1 加权像上也可表现为等信号或高信号。有文献报道 T_1 加权像上表现为等信号的多为早期分化好的肝癌，而脂肪变、出血、坏死、细胞内糖原沉积或铜沉积等均可在 T_1 加权像上表现为高信号。此外，在肝血色病基础上发生的肝癌亦表现为在所有序列上相对的高信号。T_2 加权像上高信号的多为中等分化或分化差的肝癌。有文献报道 T_2 加权像上信号的高低与肝硬化结节的恶性程度相关。肝癌的继发征象有门脉瘤栓或肝静脉瘤栓、腹水等，在MRI 上均可清晰显示。

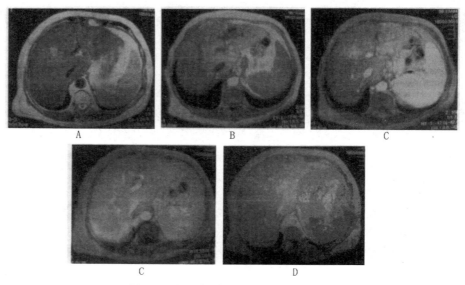

图 5-2　小肝癌(直径约 2 cm)MRI 表现

A.T_2 加权像，可见边界不光滑之结节影，呈高信号；B.屏气的梯度回波的 T_1 加权像，病灶呈略低于肝脏的信号；C.动脉期，病灶明显均匀强化，边缘不清；D.门脉期，病灶内对比剂迅速流出，病变信号强度降低；E.延迟期，未见病灶强化

早期肝癌常在 T_1 加权像上表现为等/高信号，在 T_2 加权像上表现为等信号。可能是由于其中蛋白含量较高所致。直径<1.5 cm 的小肝癌常在 T_1 加权像和 T_2 加权像上均为等信号，因此只有在针剂动态增强的早期才能发现均匀增强的病变。肝动脉期对于显示小肝癌最为敏感，该期小肿瘤明显强化。但此征象并不特异，严重的增生不良结节也表现为明显强化。比较特异的征象是增强

后 2 分钟肿瘤信号快速降低,低于正常肝脏的信号,并可在晚期显示增强的假包膜。有学者报道,肝硬化的实质中出现结节内结节征象提示早期肝癌,表现为结节外周低信号的铁沉积和等信号的含铁少的中心。

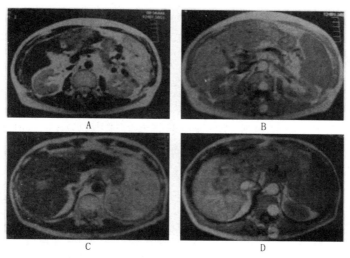

图 5-3　肝硬化(多年,多发肿块/结节型肝癌)表现

A、C 为 T_2 加权像,B、D 为 T_1 加权像;A、B 上可见肝左叶较大的不
规则肿块影,边缘不光滑,呈略低 T_1 信号,略高 T_2 信号;C、D 上肝
右叶前段可见小结节,呈略低 T_1 信号,略高 T_2 信号

肝癌多血供丰富。对比剂注射早期的影像观察有助于了解肿瘤的血管结构。由于 MRI 对针剂比 CT 图像对碘剂更加敏感,所以 MRI 有助于显示肝癌,尤其是直径<1.5 cm 的肿瘤。Oi 等比较了多期螺旋 CT 和动态针剂增强的 MRI,结果显示早期针剂增强影像检出 140 个结节,而早期螺旋 CT 发现 106 个结节。在动态增强的 MRI 检查中,肝细胞特异性对比剂的应用改善了病变的显示情况。如 Mn-DPDP 的增强程度与肝癌的组织分化程度相关,分化好的比分化差的病变强化明显,良性的再生结节也明显强化。而在运用单核-吞噬细胞系统特异性对比剂 SPIO 时,肝实质的信号强度明显降低,肝癌由于缺乏 Kupffer 细胞,在 T_2 加权像上不出现信号降低,相对表现为高信号。

(4)肝癌的 DSA 表现:我国原发性肝癌多为 HCC,多数有乙肝病史并合并肝硬化。肝癌大多为富血管性的肿块,少数为乏血管性。全国肝癌病理协作组依据尸检大体病理表现,将肝癌分为 3 型:①巨块型,为有完整包膜的巨大瘤灶,或是由多个结节融合成的巨块,直径多在 5 cm 以上,占 74%。②结节型,单个小结节或是多个孤立的大小不等的结节,直径<3 cm 者称为小肝癌,约占 22%。

③弥漫型,病灶占据全肝或某一叶,肝癌常发生门静脉及肝静脉内瘤栓,分别占65％和23％。也可长入肝胆管内。

肝脏 DSA 检查可以确定肿块的形态、大小和分布,显示肝血管的解剖和供血状态,为外科切除或介入治疗提供可靠的资料。由于肝癌的供血主要来自肝动脉,故首选肝动脉 DSA,对已疑为结节小病变者可应用慢注射法肝动脉 DSA,疑有门静脉瘤栓者确诊需门静脉造影。

肝癌的主要 DSA 表现如下。①异常的肿瘤血管和肿块染色:这是肝癌的特征性表现。肿瘤血管表现为粗细不等、排列紊乱、异常密集的形态,主要分布在肿瘤的周边。造影剂滞留在肿瘤毛细血管内和间质中,则可见肿块"染色",密度明显高于周边的肝组织。肿瘤较大时,由于瘤体中心坏死和中央部分的血流较少,肿瘤中心"染色"程度可减低。②动脉分支的推压移位:瘤体较大时可对邻近的肝动脉及其分支造成推移,或形成"握球状"包绕。瘤体巨大时甚至造成胃十二指肠动脉、肝总动脉或腹腔动脉的推移。弥漫型肝癌则见血管僵直、间距拉大。③"血管湖"样改变:其形成与异常小血管内的造影剂充盈有关,显示为肿瘤区域内的点状、斑片状造影剂聚积、排空延迟,多见于弥漫型肝癌。④动-静脉瘘形成:主要是肝动脉-门静脉瘘,其次是肝动脉-肝静脉瘘。前者发生率很高,有学者统计高达50％以上,其发生机制在于肝动脉及分支与门静脉相伴紧邻,而肿瘤导致二者沟通。DSA 可检出两种类型。一为中央型,即动脉期见门脉主干或主枝早期显影;一为外周型,即肝动脉分支显影时见与其伴行的门脉分支显影,出现"双轨"征。下腔静脉的早期显影提示肝动-静脉瘘形成。⑤门静脉瘤栓:依瘤栓的大小和门静脉阻塞程度出现不同的征象,如腔内局限性的充盈缺损、门脉分支缺如、门脉不显影等。

上述造影征象的出现随肿瘤的病理分型而不同。结节型以肿瘤血管和肿瘤染色为主要表现,肿块型则还有动脉的推移,而弥漫型则多可见到血管湖和动-静脉瘘等征象。

5.并发症

(1)上消化道出血:原发性肝癌多合并有肝硬化,当肝硬化或门静脉内癌栓引起门静脉高压时,常可导致曲张的食管胃底静脉破裂出血。在手术应激状态下或化疗药物作用下,门静脉高压性胃黏膜病变可表现为大面积的黏膜糜烂及溃疡出血。上消化道出血往往加重患者的肝性脑病,成为肝癌患者死亡的原因之一。上消化道出血经保守治疗可有一部分患者症状缓解,出血得到控制。

(2)肝癌破裂出血:为肿瘤迅速增大或肿瘤坏死所致,部分为外伤或挤压所致肿瘤破裂出血,常出现肝区突发剧痛。肝被膜下破裂可出现肝脏迅速增大、肝区触痛及局部腹膜炎体征,B超或CT可证实。肝脏完全破裂则出现急腹症,可引起休克,出现移动性浊音,腹穿结合B超、CT检查可证实。肝癌破裂出血是一种危险的并发症,多数患者可在短时间内死亡。

(3)肝性脑病:常为终末期表现,多由肝硬化或肝癌多发引起门静脉高压、肝功能失代偿所致,也可因上消化道出血、感染或电解质紊乱引起肝功能失代偿所致,常反复发作。

(4)旁癌综合征:原发性肝癌患者由于肿瘤本身代谢异常而产生或分泌的激素或生物活性物质引起的一组综合征称为旁癌综合征。了解这些疾病对于肝癌的早期发现有一定现实意义。治疗这些疾病有利于缓解患者痛苦,延长患者生存期。当肝癌得到有效治疗后,这些症状可恢复正常或减轻。

低血糖症:原发性肝癌并发低血糖的发生率达8%~30%。按其临床表现和组织学特征大致分为两型。A型为生长快、分化差的原发性肝癌病程的晚期,患者有晚期肝癌的典型临床表现,血糖呈轻中度下降,低血糖易控制;B型见于生长缓慢、分化良好的原发性肝癌早期,患者无消瘦、全身衰竭等恶病质表现,但有严重的低血糖,而且难以控制,临床上需长期静脉滴注葡萄糖治疗。发生低血糖的机制尚未完全明确,可能包括:①葡萄糖利用率增加,如肿瘤释放一些体液性因素具有类似胰岛素样作用,或肿瘤摄取过多的葡萄糖。②肝脏葡萄糖产生率降低,如肿瘤置换大部分正常肝组织或肝癌组织葡萄糖代谢改变,并产生抑制正常肝脏代谢活性的物质。

红细胞增多症:原发性肝癌伴红细胞增多症,发生率为2%~12%,肝硬化患者出现红细胞生成素增多症被认为是发生癌变的较敏感指标。其与真性红细胞增多症的区别在于白细胞与血小板正常、骨髓仅红系增生、动脉血氧饱和度减低。红细胞增多症患者的红细胞(男性高于6.5×10^{12}/L,女性$>6.0 \times 10^{12}$/L)、血红蛋白(男性>175 g/L,女性>160 g/L)、血细胞比容(男性$>54\%$,女性$>50\%$)明显高于正常人。少数肝硬化伴晚期肝癌患者红细胞数不高,但血红蛋白及血细胞比容相对增高,可能与后期血清红细胞生成素浓度增高,反馈抑制红细胞生成有关,患者预后较差。原发性肝癌产生红细胞增多症机制不明,可能的解释为:①肝癌细胞合成胚源性红细胞或红细胞生成素样活性物质。②肝癌产生促红细胞生成素原增多,并释放某种酶,把促红细胞生成素转变为有生物活性的红细胞生成素。

高钙血症:肝癌伴高血钙时。血钙浓度大多>2.75 mmol/L,表现为虚弱、乏力、口渴、多尿、厌食、恶心,如血钙>3.8 mmol/L 时,可出现高血钙危象,造成昏迷或突然死亡。此高血钙与肿瘤骨转移时的高血钙不同,后者伴有高血磷,临床上有骨转移征象。高血钙症被认为是原发性肝癌旁癌综合征中最为严重的一种。高血钙产生的可能原因为:①肿瘤分泌甲状旁腺激素或甲状旁腺激素样多肽,它通过刺激成骨细胞功能,诱导骨吸收增强,使骨钙进入血流;它能使肾排泄钙减少而尿磷增加,因此出现高血钙与低血磷症。②肿瘤和免疫炎症细胞产生的许多细胞活素具有骨吸收活性。③肿瘤可能制造过多的活性维生素 D 样物质,它们促进肠道钙的吸收而导致血钙增高。

高纤维蛋白原血症:高纤维蛋白原血症可能与肝癌有异常蛋白合成有关,约有 1/4 可发生在 AFP 阴性的肝癌患者中。当肿瘤被彻底切除后,纤维蛋白原可恢复正常血清水平,故可以作为肿瘤治疗彻底与否的标志。

血小板增多症:血小板增多症的产生机制可能与促血小板生成素增加有关。它和原发性血小板增多症的区别在于血栓栓塞、出血不多见,无脾大,红细胞计数正常。

高脂血症:高脂血症可能与肝癌细胞自主合成胆固醇有关。伴有高脂血症的肝癌患者,血清胆固醇水平与 AFP 水平平行,当肿瘤得到有效治疗后,血清胆固醇与 AFP 可平行下降,当肿瘤复发时,可再度升高。

降钙素增高:肝癌患者血清及肿瘤中降钙素含量可增高,可能与肿瘤异位合成降钙素有关。当肿瘤切除后,血清降钙素可恢复至正常水平。肿瘤分化越差,血清降钙素水平越高。伴高血清降钙素水平的肝癌患者,生存期较短,预后较差。

性激素紊乱综合征:肝癌组织产生的绒毛膜促性腺激素,导致部分患者血清绒毛膜促性腺激素水平增高。原发性肝癌合并的性激素紊乱综合征主要有肿瘤性青春期早熟、女性化和男性乳房发育。性早熟可见于儿童患者,几乎均发生于男性,其血清及尿中绒毛膜促性腺激素活性增高。癌组织中可检出绒毛膜促性腺激素,血中睾酮达到成人水平,睾丸正常大小或轻度增大,Leydig 细胞增生,但无精子形成。女性化及乳房发育的男性患者,血中催乳素及雌激素水平可增高,这与垂体反馈调节机制失常有关。当肿瘤彻底切除后,患者所有女性的特征均消失,血清中性激素水平恢复正常。

三、治疗

(一)治疗原则

原发性肝癌采用以手术为主的综合治疗。

(二)具体治疗方法

1.手术切除

手术切除是目前治疗肝癌最有效的方法。

(1)适应证:肝功能无显著异常,肝硬化不严重,病变局限,一般情况尚好,无重要器官严重病变。

(2)禁忌证:黄疸、腹水、明显低蛋白血症和肝门静脉或肝静脉内癌栓的晚期肝癌患者。

(3)手术方式:局限于一叶,瘤体直径<5 cm,行超越癌边缘 2 cm,非规则的肝切除与解剖性肝切除,可获得同样的治疗效果。伴有肝硬化时,应避免肝三叶的广泛切除术。全肝切除原位肝移植术不能提高生存率。非手术综合治疗后再行二期切除或部分切除,可以获得姑息性效果。

2.肝动脉插管局部化疗和栓塞术

目前多采用单次插管介入性治疗方法。

(1)适应证及禁忌证:癌灶巨大或弥散不能切除;或术后复发的肝癌,肝功能尚可,为最佳适应证,或作为可切除肝癌的术后辅助治疗。对不可切除的肝癌先行局部化疗及栓塞术,肿瘤缩小后再争取二期手术切除。亦可用于肝癌破裂出血的患者。严重黄疸、腹水和肝功能严重不良应视为禁忌证。

(2)插管方法:经股动脉,选择性肝动脉内置管。

(3)联合用药:顺铂(80 mg/m²)、多柔比星(50 mg/m²)、丝裂霉素(10 mg/m²)、替加氟(500 mg/m²)等。

(4)栓塞剂:采用碘油或吸收性明胶海绵并可携带抗癌药物,或用药微球作栓塞剂。

(5)局部效应:治疗后肿瘤可萎缩(50%～70%)。癌细胞坏死,癌灶有假包膜形成,瘤体或变为可切除,术后患者可有全身性反应,伴有低热,肝区隐痛和肝功能轻度异常,1周内均可恢复。

3.放疗

放疗适用于不宜切除、肝功能尚好的病例。有一定姑息疗效,或结合化疗提高疗效,对无转移的局限性肿瘤也有根治的可能。亦可作为转移灶的对症治疗。

4.微波、射频、冷冻及乙醇注射治疗

这些方法适用于肿瘤较小而又不宜手术切除者。在超声引导下进行,优点是安全、简便、创伤小。

5.生物学治疗

生物学治疗主要是免疫治疗。方法很多,疗效均不确定,可作为综合治疗中的一种辅助疗法。

(三)治疗注意事项

（1）肝癌术后是否给予预防性介入治疗,存在争议。

（2）目前手术是公认的治疗肝癌最有效的方法,要积极争取手术机会,可以和其他治疗方法配合应用。

（3）肝癌的治疗要遵循适应患者病情的个体化治疗原则。

（4）各种治疗方法要严格掌握适应证,综合应用以上治疗方法可以取得更好的疗效。

（5）肝癌患者治疗后要坚持随访,定期行 AFP 检测及超声检查,以早期发现复发转移病灶。

第六章 胆 道 疾 病

第一节 急性胆囊炎

急性胆囊炎是胆囊发生的急性炎症性疾病,在我国腹部外科急症中位居第二,仅次于急性阑尾炎。

一、病因

多种因素可导致急性胆囊炎,如胆囊结石、缺血、胃肠道功能紊乱、化学损伤、微生物感染、寄生虫、结缔组织病、过敏性反应等。急性胆囊炎中 90％～95％为结石性胆囊炎,5％～10％为非结石性胆囊炎。

二、病理生理

胆囊结石阻塞胆囊颈或胆囊管是大部分急性结石性胆囊炎的病因,其病变过程与阻塞程度及时间密切相关。结石阻塞不完全且时间较短者,仅表现为胆绞痛,阻塞完全且时间较长者,则发展为急性胆囊炎,按病理特点可分为 4 期:水肿期为发病初始 2～4 天,由于黏膜下毛细血管及淋巴管扩张,液体外渗,胆囊壁出现水肿;坏死期为发病后 3～5 天,随着胆囊内压力逐步升高,胆囊黏膜下小血管内形成血栓,堵塞血流,黏膜可见散在的小出血点及坏死灶;化脓期为发病后 7～10 天,除局部胆囊壁坏死和化脓,病变常波及胆囊壁全层,形成壁间脓肿甚至胆囊周围脓肿,镜下见有大量中性粒细胞浸润和纤维增生。如果胆囊内压力持续升高,胆囊壁血管因压迫导致血供障碍,出现缺血坏疽,则发展为坏疽性胆囊炎,此时常并发胆囊穿孔;慢性期主要指中度胆囊炎反复发作以后的阶段,镜下特点是黏膜萎缩和胆囊壁纤维化。

严重创伤、重症疾病和大手术后发生的急性非结石性胆囊炎由胆囊的低血流量灌注引起,胆囊黏膜因缺血缺氧损害和高浓度胆汁酸盐的共同作用而发生坏死,继而发生胆囊化脓、坏疽甚至穿孔,病情发展迅速,并发症率和死亡率均高。

三、临床表现

(一)症状

急性结石性胆囊炎患者以女性多见,起病前常有高脂饮食的诱因,也有学者认为与劳累、精神因素有关。其首发症状多为右上腹阵发性绞痛,可向右肩背部放射,伴恶心、呕吐、低热。当胆囊炎病变发展时,疼痛转为持续性并有阵发性加重。出现化脓性胆囊炎时,可有寒战、高热。在胆囊周围形成脓肿或发展为坏疽性胆囊炎时,腹痛程度加剧,范围扩大,呼吸活动及体位改变均可诱发腹痛加重,并伴有全身感染症状。约 1/3 患者可出现轻度黄疸,多与胆囊黏膜受损导致胆色素进入血液循环有关,或因炎症波及肝外胆管阻碍胆汁排出所致。

(二)体征

体检可见腹式呼吸受限,右上腹有触痛,局部肌紧张,Murphy 征阳性,大部分患者可在右肋缘下扣及肿大且触痛的胆囊。当胆囊与大网膜形成炎症粘连,可在右上腹触及边界欠清、固定压痛的炎症包块。严重时胆囊发生坏疽穿孔,可以出现弥漫性腹膜炎体征。

(三)实验室检查

主要有白细胞计数和中性粒细胞比值升高,程度与病情严重程度有一定的相关性。当炎症波及肝组织可引起肝细胞功能受损,血清 ALT、AST 和碱性磷酸酶(AKP)升高,当血总胆红素升高时,常提示肝功能损害较严重。

(四)超声检查

超声检查是目前诊断肝胆道疾病最常用的一线检查方法,对急性结石性胆囊炎诊断的准确率高达85%～90%。超声检查可显示胆囊肿大,囊壁增厚,呈现"双边"征,胆囊内可见结石,胆囊腔内充盈密度不均的回声斑点,胆囊周边可见局限性液性暗区。

(五)CT

可见胆囊增大,直径常＞5 cm;胆囊壁弥漫性增厚,厚度＞3 mm;增强扫描动脉期明显强化;胆囊内有结石和胆汁沉积物;胆囊四周可见低密度水肿带或积液区(图 6-1)。CT 扫描可根据肝内外胆管有无扩张、结石影鉴别是否合并肝内外胆管结石。

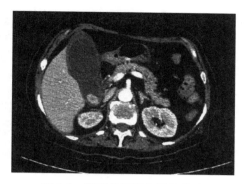

图 6-1 胆囊结石伴急性胆囊炎

(六)核素扫描检查

可应用于急性胆囊炎的鉴别诊断。经静脉注入^{99m}Tc-EHIDA,被肝细胞摄取并随胆汁从胆道排泄清除。因急性胆囊炎时多有胆囊管梗阻,故核素扫描时一般胆总管显示而胆囊不显影,若造影能够显示胆囊,可基本排除急性胆囊炎。

四、诊断

结合临床表现、实验室检查和影像学检查,即可诊断。注意与上消化道溃疡穿孔、急性胰腺炎、急性阑尾炎、右侧肺炎等疾病鉴别。当合并黄疸时,注意排除继发性胆总管结石。

五、治疗

(一)非手术治疗

为入院后的急诊处理措施,也为随时可能进行的急诊手术做准备。包括禁食,液体支持,解痉止痛,使用覆盖革兰阴性菌和厌氧菌的抗生素,纠正水、电解质平衡紊乱,严密观察病情,同时处理糖尿病,心血管疾病等并发症。60%～80%的急性结石性胆囊炎患者可经非手术治疗获得缓解而转入择期手术治疗。而急性非结石性胆囊炎多病情危重,并发症率高,倾向于早期手术治疗。

(二)手术治疗

急性结石性胆囊炎最终需要切除病变的胆囊,但应根据患者情况决定择期手术、早期手术或紧急手术。手术方法首选腹腔镜胆囊切除术,其他还包括开腹手术、胆囊穿刺造瘘术。

1.择期手术

对初次发病且症状较轻的年轻患者,或发病已超过 72 小时但无急症手术指征者,可选择先行非手术治疗。治疗期间密切观察病情变化,尤其是老年患者,还应注意其他器官的并存疾病,如病情加重,需及时手术。大部分患者通过非手术治疗病情可获得缓解,再行择期手术治疗。

2.早期手术

对发病在 72 小时内的急性结石性胆囊炎,经非手术治疗病情无缓解,并出现寒战、高热、腹膜刺激征明显、白细胞计数进行性升高者,应尽早实施手术治疗,以防止胆囊坏疽穿孔及感染扩散。对于 60 岁以上的老年患者,症状较重者也应早期手术。

3.紧急手术

对急性结石性胆囊炎并发穿孔应进行紧急手术。术前应尽量纠正低血压、酸中毒、严重低钾血症等急性生理紊乱,对老年患者还应注意处理高血压、糖尿病等并发症,以降低手术死亡率。

(三)手术方法

1.腹腔镜胆囊切除术

腹腔镜胆囊切除术(laparoscopic cholecystectomy,LC)为首选术式。

(1)术前留置胃管、尿管。采用气管插管全身麻醉。

(2)患者取头高脚低位,左倾 15°。切开脐部皮肤 1.5 cm,用气腹针穿刺腹腔建立气腹,CO_2 气腹压力 1.6～1.8 kPa(12～14 mmHg)。经脐部切口放置 10 mm 套管及腹腔镜,先全面探查腹腔。手术采用三孔或四孔法,四孔法除脐部套管外,再分别于剑突下 5 cm 置入 10 mm 套管,右锁骨中线脐水平和腋前线肋缘下 5 cm 各置入 5 mm 套管,三孔法则右锁骨中线和腋前线套管任选其一(图 6-2、图 6-3)。

(3)探查胆囊:急性胆囊炎常见胆囊肿大,呈高张力状态。结石嵌顿于胆囊颈部,胆囊壁炎症水肿,甚至化脓、坏疽,与网膜和周围脏器形成粘连。先用吸引器结合电钩分离胆囊周围粘连,电钩使用时一定要位于手术视野中央。

(4)胆囊减压:于胆囊底部做一小切口吸出胆汁减压,尽可能取出颈部嵌顿的结石。

(5)处理胆囊动脉:用电钩切开胆囊浆膜,大部分急性胆囊炎的胆囊动脉已经栓塞并被纤维束包裹,不需刻意骨骼化显露,在钝性分离中碰到索条状结构,紧贴壶腹部以上夹闭切断即可。

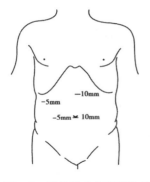

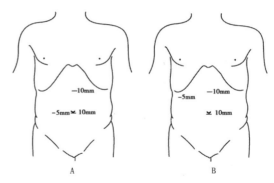

图 6-2　四孔法 LC 套管位置　　　　　图 6-3　三孔法 LC 套管位置

（6）处理胆囊管：沿外侧用吸引器钝性剥离寻找胆囊管，尽量远离胆总管，确认颈部与胆囊管连接部后，不必行骨骼化处理，确认"唯一管径"后，靠近胆囊用钛夹或结扎锁夹闭胆囊管后离断。对于增粗的胆囊管可用阶梯施夹法或圈套器处理。胆囊管里有结石嵌顿则需将胆囊管骨骼化，当结石位于胆囊管近、中段时，可在结石远端靠近胆总管侧胆囊管施夹后离断；当结石嵌顿于胆囊管汇入胆总管部时，需剪开胆囊管大半周，用无创伤钳向切口方向挤压，尝试将结石挤出，不能直接钳夹结石，以避免结石碎裂进入胆总管。确认结石完整挤出后，夹闭胆囊管远端。

（7）处理胆囊壶腹内侧：急性炎症早期组织水肿不严重，壶腹内侧一般容易剥离。但一些肿大的胆囊壶腹会延伸至胆总管或肝总管后壁形成致密粘连无法分离，此时不能强行剥离，可试行胆囊大部分或次全切除，切除的起始部位应选择壶腹-胆囊管交接稍上方，要保持内侧与后壁的完整，切除胆囊体和底部。残留的壶腹部黏膜仍保留分泌功能，需化学烧灼或电灼毁损，防止术后胆瘘，电灼时间宜短。

（8）剥离胆囊：胆囊炎症可波及肝脏，损伤肝脏易出现难以控制的出血，应"宁破胆囊，勿损肝脏"，可允许部分胆囊黏膜残留于胆囊床，予电凝烧灼即可。剥离胆囊后胆囊床渗血广泛，可用纱块压迫稍许，然后电凝止血。单极电凝无效可改用双极电凝。

（9）取出胆囊：将胆囊及结石装入标本袋，由剑突下或脐部套管孔取出，亦可放置引流管后才取出胆囊。遇到巨大结石时，可使用扩张套管。

（10）放引置流管：冲洗手术创面，检查术野无出血、胆瘘，于 Winslow 孔放置引流管，由腋前线套管孔引出并固定。解除气腹并缝合脐部套管孔。

（11）术中遇到下列情况应中转开腹：①胆囊组织质地偏硬，不排除癌变可能。②胆囊三角呈冰冻状,组织致密难以分离,或稍做分离即出现难以控制的出血。③胆囊壶腹内侧粘连紧密,分离后出现胆汁漏,怀疑肝总管、左右肝管损伤。④胆囊管-肝总管汇合部巨大结石嵌顿,有 Mirrizi 综合征可能。⑤胆肠内瘘。⑥胆管解剖变异,异常副肝管等。

(12)术后处理:包括继续抗生素治疗,外科营养支持,治疗并存疾病等。24~48 小时后观察无活动性出血、胆瘘、肠瘘等情况后拔除引流管。

2.其他手术方法

(1)部分胆囊切除术:术中胆囊床分离困难或可能出现大出血者,可采用胆囊部分切除法,残留的胆囊黏膜应彻底电凝烧灼或化学损毁,防止残留上皮恶变、形成胆瘘或包裹性脓肿等。

(2)超声或 CT 引导下经皮经肝胆囊穿刺引流术(percutaneous transhepatic gallbladder drainage,PTGD):适用于心肺疾病严重无法接受胆囊切除术的急性胆囊炎患者,可迅速有效地降低胆囊压力,引流胆囊腔内积液或积脓,待急性期过后再择期手术。禁忌证包括急性非结石性胆囊炎、胆囊周围积液(穿孔可能)和弥漫性腹膜炎。穿刺后应严密观察患者,警惕导管脱落、胆汁性腹膜炎、败血症、胸腔积液、肺不张、急性呼吸窘迫综合征等并发症。

六、几种特殊类型急性胆囊炎

(一)急性非结石性胆囊炎

胆囊有明显的急性炎症但其内无结石,多见于男性及老年患者。病因及发病机制尚未完全清楚,推测发病早期由于胆囊缺血及胆汁淤积,胆囊黏膜因炎症、血供减少而受损,随后细菌经胆道、血液或淋巴途径进入胆囊内繁殖,发生感染。急性非结石性胆囊炎往往出现在严重创伤、烧伤、腹部大手术后、重症急性胰腺炎、脑血管意外等危重患者中,患者常有动脉粥样硬化基础。

由于并存其他严重疾病,急性非结石性胆囊炎容易发生漏诊。在危重患者,特别是老年男性,出现右上腹痛和/或发热时,应警惕本病发生。及时行 B 超或 CT 检查有助于早期诊断。B 超影像特点:胆囊肿大,内无结石,胆汁淤积,胆囊壁增厚>3 mm,胆囊周围有积液。当存在肠道积气时,CT 更具诊断价值。

本病病理过程与急性结石性胆囊炎相似,但病情发展更快,易出现胆囊坏疽和穿孔。一经确诊,应尽快手术治疗,手术以简单有效为原则。在无绝对禁忌证时,首选腹腔镜胆囊切除术。若病情不允许,在排除胆囊坏疽、穿孔情况下,可考虑局麻行胆囊造瘘术,术后严密观察炎症消退情况,必要时仍需行胆囊切除术。

术后给予抗休克,纠正水、电解质及酸碱平衡紊乱等支持治疗,选用广谱抗生素或联合用药,同时予以心肺功能支持,治疗重要脏器功能不全等。

(二)急性气肿性胆囊炎

临床上不多见,指急性胆囊炎时胆囊内及其周围组织内有产气细菌大量滋生产生气体积聚,与胆囊侧支循环少、易发生局部组织氧分压低下有关。发病早期,气体主要积聚在胆囊内,随后进入黏膜下层,致使黏膜层剥离,随病情加重气体可扩散至胆囊周围组织,并发败血症。本病易发于老年糖尿病患者,临床表现为重症急性胆囊炎,腹部 X 线检查及 CT 检查有助诊断,可发现胆囊内外有积气。注意与胆肠内瘘,十二指肠括约肌功能紊乱引起的胆囊积气,及上消化道穿孔等疾病相鉴别。气肿性胆囊炎患者病情危重,可并发坏疽、穿孔、肝脓肿、败血症等,死亡率较高,15%~25%,应尽早手术治疗,手术治疗原则与急性胆囊炎相同。注意围术期选用对产气杆菌有效的抗生素,如头孢哌酮与甲硝唑联用。

(三)胆囊扭转

胆囊体以胆囊颈或邻近组织器官为支点发生扭转。胆囊一般由腹膜和结缔组织固定于胆囊床,当胆囊完全游离或系膜较长时,可因胃肠道蠕动、体位突然改变或腹部创伤而发生顺时针或逆时针扭转。病理上主要以血管及胆囊管受压嵌闭为特征,病变严重性与扭转程度及时间密切相关。扭转 180°时,胆囊管即扭闭,胆汁淤积,胆囊肿大。超过 180°为完全扭转,胆囊静脉受压回流受阻,表现为胆囊肿大,胆囊壁水肿增厚,继而动脉受累,胆囊壁出现坏疽、穿孔。当扭转达 360°时,胆囊急性缺血,胆囊肿大,呈暗红甚至黑色,可有急性坏疽,但穿孔发生率较低。

本病临床罕见,误诊率高,扭转三联征有助提示本病。①瘦高的老年患者,特别是老年女性,或者合并脊柱畸形。②典型的右上腹痛,伴恶心、呕吐,病程进展迅速。③查体可扪及右上腹肿块,但无全身中毒症状和黄疸,可有体温脉搏分离现象。扭转胆囊在 B 超下有特殊影像:胆囊锥形肿大,呈异位漂浮状,胆囊壁增厚。由于胆囊管、胆囊动静脉及胆囊系膜扭转和过度伸展,在胆囊颈的锥形低回声区混杂有多条凌乱的纤细光带,但后方无声影。CT 检查见胆囊肿大积液,与肝脏分离。磁共振胰胆管造影(MRCP)可清晰显示肝外胆管因胆囊管扭转牵拉呈"V"形。

高度怀疑或确诊胆囊扭转均应及时手术,首选腹腔镜胆囊切除术。因胆囊扭转造成胆囊三角解剖关系扭曲,可先复原正常胆囊位置,以利于保护胆总管。

第二节 慢性胆囊炎

慢性胆囊炎是胆囊慢性炎症性病变。大多数合并胆囊结石,也有少数为非结石性胆囊炎。临床上可表现为慢性反复发作性上腹部隐痛、消化不良等症状。

一、病因和发病机制

(一)病因

慢性胆囊炎多发生于胆石症的基础上,且常为急性胆囊炎的后遗症。其病因主要是细菌感染和胆固醇代谢失常。常见的病因有下面几条。

1.胆囊结石

结石可刺激和损伤胆囊壁,引起胆汁排泌障碍。约70%慢性胆囊炎的患者胆囊内存在结石。

2.感染

感染源常通过血源性、淋巴途径、邻近脏器感染的播散和寄生虫钻入胆道而逆行带入。细菌、病毒、寄生虫等各种病原体均可引起胆囊慢性感染。慢性炎症可引起胆管上皮及纤维组织增生,引起胆管狭窄。

3.急性胆囊炎的延续

急性胆囊炎反复迁延发作,使胆囊纤维组织增生和增厚,病变较轻者,仅有胆囊壁增厚,重者可以显著肥厚,萎缩,囊腔缩小以至功能丧失。

4.化学刺激

当胆总管和胰管的共同通道发生梗阻时,胰液反流进入胆囊,胰酶原被胆盐激活并损伤囊壁的黏膜上皮。另外,胆汁排泌发生障碍,浓缩的胆盐又可刺激囊壁的黏膜上皮造成损害。

5.代谢紊乱

由于胆固醇的代谢发生紊乱,而致胆固醇沉积于胆囊的内壁上,引起慢性炎症。

(二)发病机制

1.胆管嵌顿

胆囊是胆囊管末端的扩大部分,可容胆汁30~60 mL,胆汁进入胆囊或自胆囊排出都要经过胆囊管,胆囊管长 3～4 cm,直径 2～3 mm,胆囊管内黏膜又形成 5～7 个螺旋状皱襞,使得管腔较为狭小,这样很容易使胆石、寄生虫嵌入胆囊管。嵌入后,胆囊内的胆汁就排不出来,这样,多余的胆汁在胆囊内积累,长期滞留和过于浓缩,对胆囊黏膜直接刺激而引起发炎。

2.胆囊壁缺血、坏死

供应胆囊营养的血管是终末动脉,当胆囊的出路阻塞时,由于胆囊黏膜仍继续分泌黏液,造成胆囊内压力不断增高使胆囊膨胀、积水。当胆囊缺血时,胆囊抵抗力下降,细菌就容易生长繁殖,趁机活动起来而发生胆囊炎。

3.胆汁蓄积

由于胆囊有储藏胆汁和浓缩胆汁的功能,因此胆囊与胆汁的接触时间比其他胆道长,而且,接触的胆汁浓度亦高,当此时人的胆道内有细菌时,就会发生感染,形成胆囊炎的机会当然也就增多了。

二、临床表现

(一)症状

许多慢性胆囊炎患者可无临床症状,只是在手术、体格检查时发现,称为无痛性胆囊炎。本病的主要症状为反复发作性上腹部疼痛。腹痛多发于右上腹或中上腹部,腹痛常发生于晚上和饱餐后,常呈持续性疼痛。当胆总管或胆囊管发生胆石嵌顿时,则可发生胆绞痛,疼痛一般经过 1～6 小时可自行缓解。可伴有反射性恶心、呕吐等症状,但发热和黄疸不常见,于发作的间歇期可有右上腹饱胀不适或胃部灼热、嗳气、反酸,厌油腻食物、食欲缺乏等症状。当慢性胆囊炎伴急性发作或胆囊内浓缩的黏液或结石进入胆囊管或胆总管而发生梗阻,呈急性胆囊炎或胆绞痛的典型症状。

(二)体征

体格检查可发现右上腹部压痛,发生急性胆囊炎时可有胆囊触痛或 Murphy 征阳性。当胆囊膨胀增大时,右上腹部可扪及囊性包块。

三、诊断要点

(一)症状和体征

有部分患者可无特殊症状,一般主要症状为反复发作性上腹痛。可伴有恶心呕吐等症状,于间歇期有胃部灼热,反酸等胃肠道症状,但发热黄疸不常见。查体上腹部压痛,当胆囊膨胀增大时,右上腹部可扪及囊性包块。

(二)实验室检查

血常规:白细胞总数升高。

(三)影像学检查

1.超声检查

超声检查是最重要的辅助手段,可测定胆囊和胆总管的大小,胆石的存在及囊壁的厚度,尤其对结石的诊断比较准确可靠,见图 6-4。

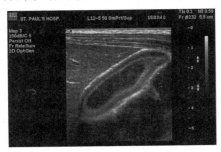

图 6-4　慢性胆囊炎

2.放射学检查

腹部 X 线片可显示胆囊膨胀和阳性结石的征象,罕见的胆囊钙化(瓷瓶胆囊)有并发胆囊癌的特殊临床意义。胆囊、胆道造影术可以发现胆石胆囊变形缩小及胆囊浓缩和收缩功能不良等慢性胆囊炎征象,口服双倍量造影剂有利于胆囊显影及测定胆囊浓缩和收缩功能。

(四)放射性核素扫描

用 ^{99m}Tc-PMT 静脉注射行肝胆动态显像,如延迟超过 1~4 小时才显示微弱影像,而肠道排泄正常,首先考虑慢性胆囊炎。如静脉注射辛卡利特(sincalide,人工合成缩胆囊素)0.02 mg/kg,或缩胆囊素(cholecystokinin,CCK)后 30 分钟,如胆囊排除率<40%,支持慢性胆囊炎伴胆囊收缩功能障碍的诊断。

四、治疗原则

(一)内科治疗

非结石性慢性胆囊炎患者以及结石性慢性胆囊炎患者症状较轻无反复发作者,可内科保守治疗。嘱患者平时低脂饮食,可口服消炎利胆片 6 片每天 3 次或33%~50%硫酸镁 10 mL 每天 3 次,另外可口服一些溶石或排石的中药。腹痛明显者可用抗胆碱能药物解除平滑肌痉挛。经常保持愉快的心情,注意劳逸结合,寒温适宜。劳累、气候突变、悲观忧虑均可诱发慢性胰腺炎急性发作。

(二)外科治疗

对于有症状特别是反复急性发作的慢性胆囊炎,伴有较大结石,胆囊积水或有胆囊壁钙化者以及反复发作胆绞痛、胆囊无功能者行胆囊切除术是一个合理的根本治疗方法,但对仅有胆绞痛的胆囊病变较轻的患者,行胆囊切除后症状多不能缓解。

手术适应证有以下几点。

(1)临床症状严重,药物治疗无效,病情继续恶化,非手术治疗不易缓解的患者。

(2)胆囊肿大或逐渐增大,腹部压痛明显,腹肌严重紧张或胆囊坏疽及穿孔,并发弥漫性腹膜炎者。

(3)急性胆囊炎反复发作,诊断明确,经治疗后腹部体征加重,有明显腹膜刺激征者。

(4)化验检查,血中白细胞计数明显升高,总数在 $20 \times 10^9/L$ 以上者。

(5)黄疸加深,属胆总管结石梗阻者。

(6)畏寒,寒战,高热并有中毒休克倾向者。

第三节　胆　道　出　血

一、诊断

(一)症状

感染性胆道出血最多见,常发生在有严重的胆道感染或胆道蛔虫的基础上,突发上腹剧痛,后出现消化道大出血,经治疗后可暂时停止,但数天至 2 周的时间,出血又复发,大量出血可伴有休克。其次是肝外伤后发生的胆道出血,另外,还有医源性的损伤,如肝穿刺组织活检、肝穿刺置管引流、胆道手术及肝手术等。

(二)体检

面色苍白,皮肤、巩膜黄染,右上腹可有压痛,肠鸣音亢进,伴休克时,血压明显下降。

(三)实验室检查

血红蛋白和红细胞计数下降,白细胞及中性粒细胞计数升高。

(四)辅助检查

选择性肝动脉造影作为首选的方法可确定出血部位,增强 CT 对出血部位的定位也有帮助。

二、鉴别诊断

胃及十二指肠出血:常有慢性"胃病"史,出血后腹痛常减轻;胆道出血患者常有胆管炎反复发作病史,出血后腹痛常加剧,腹腔动脉造影可明确出血部位。

三、治疗原则

全身支持治疗:补充血容量,应用止血药物,纠正水、电解质平衡紊乱,抗生素预防胆道感染,解痉止痛。

经皮选择性肝动脉造影及栓塞术是首选的治疗方法,特别是对病情危重、手术后胆道出血的患者,因为此种情况下实施手术的危险性较大,技术上亦较困难。

当不具备肝动脉栓塞的条件,而有大量出血时,需在较短时间的准备之后,应积极手术探查,术中清除血凝块,解除胆道梗阻,行胆总管引流,根据情况不同,目前常用的控制出血的方法如下。

(1)结扎出血的肝叶肝动脉支,当定位不够明确时,亦可结扎肝固有动脉。

(2)肝部分或肝叶切除术 对于肝外胆管出血,手术可以查清出血的来源,若出血来自胆囊,应行胆囊切除术;若出血来自肝动脉,则应切除或结扎该破溃的肝动脉支,单纯缝合胆管黏膜上的溃疡,一般不能达到止血的目的,很快又再破溃出血。手术时应同时处理胆道的病变,建立充分的胆道引流以控制感染。

第四节　胆囊息肉样病变

胆囊息肉样病变或称胆囊隆起样病变,是指向胆囊腔内突出的胆囊壁局限性病变,随着B超技术的进步,胆囊隆起样病变的检出率明显增加。

　　胆囊息肉样病变分为两大类：①真性肿瘤：包括腺瘤、癌等；②假性肿瘤：包括腺肌增生症、胆固醇性息肉、黄色肉芽肿等。

一、胆固醇息肉

(一)诊断

1.症状和体检

大部分患者无症状，可有右上腹或中上腹隐痛不适，合并结石或息肉位于胆囊颈部有较长蒂时，可有胆绞痛。多无体征。

2.实验室检查

多无异常。

3.辅助检查

B超是首选检查。B超表现为高回声或等回声团，无声影，不随体位移动。

(二)鉴别诊断

1.胆囊结石

可有发作性右上腹痛或无症状，B超表现为后方伴声影的强回声光团，有助鉴别诊断。部分胆囊息肉样病变患者可合并有胆囊结石。

2.其他性质的胆囊息肉样病变

B超是主要鉴别手段。多个小息肉多为胆固醇息肉；单发息肉，直径<1 cm，多为炎性息肉或腺瘤。

3.胆囊癌

早期无特异症状，晚期可表现为右上腹包块、黄疸。早期病变不易鉴别，主要依靠B超检查。直径>1 cm，无蒂，回声不均应考虑胆囊癌。CT表现为隆起样病变、基底较宽，或胆囊壁增厚，囊壁不规则，向腔内外生长的肿物。

(三)治疗原则

有症状的胆囊息肉，原则上应行胆囊切除术；合并有胆囊结石的胆囊息肉样病变也应行胆囊切除术；无症状者，如病变多发，有蒂，直径<1 cm，可定期复查B超随诊；直径>1 cm，基底较宽，边缘不规则，回声不均者，或随诊中直径有增大，形态恶变者，应手术治疗。术中应注意检视胆囊标本，肉眼观察可疑恶性病变者应在术中送冷冻病理检查。病理证实恶性病变时应及时中转开腹行胆囊癌根治术。

二、胆囊腺肌增生症(GBA)

(一)诊断

GBA可分为3型:①弥漫型,整个胆囊壁呈弥漫性增厚;②节段型,在增厚的胆囊壁中出现环状狭窄,把胆囊分隔成相互连通的腔;③局限型(基底型),又称胆囊腺肌瘤,胆囊底部囊壁呈局限性增生。

1.症状和体检

各型均无特异性症状,常合并胆囊结石及胆囊炎,主要表现为胆囊结石和胆囊炎症状,可有反复发作的右上腹痛,大部分患者可无症状。多无体征。

2.实验室检查

多无异常。

3.辅助检查

术前诊断主要依赖于影像学检查,诊断的主要依据是胆囊壁增厚及罗-阿窦显影。B超检查主要表现为明显增厚的胆囊壁内可见点状或小圆形无回声或强回声区,部分可见彗星尾征。CT及MRI较B超有更高的诊断准确率。MRI在显示胆囊壁病变、罗-阿窦显影上均优于CT。

(二)鉴别诊断

1.胆囊结石及胆囊炎

部分患者可合并存在。胆囊炎时有炎症性改变,结合B超及CT、MRI等影像学检查,有助鉴别诊断。

2.胆囊癌

早期病变有时影像学鉴别诊断较困难。

(三)治疗原则

目前认为胆囊腺肌增生症,尤其是节段型GBA,有恶变可能,一旦考虑胆囊腺肌增生症诊断,对于合并胆囊结石、胆囊炎者,节段型GBA,肿物直径超过1 cm,以及中老年患者,应积极行手术治疗。单纯胆囊切除术是有效的治疗方法,术后标本应常规送病理检查。

三、胆囊腺瘤

(一)诊断

1.症状和体检

大部分患者可无症状,合并有胆囊结石或胆囊炎时可有反复发作的右上腹痛。多无体征。

2.实验室检查

多无异常。

3.辅助检查

诊断主要依靠影像学检查,特别是 B 超检查,B 超能显示胆囊腺瘤的大小、形态、内部血流、基底情况、是否随体位变化、是否合并胆囊结石等,可与其他胆囊息肉样病变鉴别,但常较困难。

(二)鉴别诊断

1.胆囊结石及胆囊炎

部分患者可合并胆囊结石,胆囊炎时有炎症性改变。

2.胆囊癌

B 超可从大小、形态、基底、血流多方面特征加以鉴别,但早期病变有时影像学鉴别诊断较困难。

(三)治疗原则

胆囊腺瘤是胆囊腺癌的癌前病变,一经诊断胆囊腺瘤应及早手术治疗。手术方式为胆囊切除术。术中应检视胆囊标本,如怀疑恶性病变应送术中冷冻病理检查。如证实为恶性病变应根据肿瘤侵犯深度决定是否中转开腹行胆囊癌根治术。

第五节 胆 石 症

胆石症是胆道系统的常见病,因急性症状而住院的胆石症占外科急腹症的第 3 位。

一、流行病学

胆石症的发病率在不同地区、国家及民族差别很大。在美国成年人中胆石症。可达 10%,其中印第安人的发病率更高。北欧、中美与南美皆为高发地区,日本的成年人中胆石症的发病率 <5%,而在东非胆石症极为少见。亚太地区原发性胆管结石的发病率明显高于欧美国家。黄耀权等调查天津市胆石症的总自

然发生率为 8.2%，并发现易患因素是：①胆囊结石易患因素与年龄、居住地、性别和营养有密切关系，$P < 0.05$，其密切关系，其顺序：年龄＞居住＞性别＞营养；②胆管结石发生率与农民、居住地、年龄和工人有密切关系，其顺序：农民＞年龄＞居住地＞工人；③胆囊合并胆管结石自然人群发生率与居住地、工人、营养和年龄 4 种易患因素有关，其顺序为居住地＞工人＞营养＞年龄。

西方国家的胆石症以女性，40 岁以上肥胖者为多见，胆固醇结石为主。

我国胆石症患者女性稍多于男性，年龄范围较宽。据国内尸检材料统计，胆石症检出率约为 7%，80 岁以上的老年人可高达 23%。根据国内 26 个省市 146 所医院经手术治疗的 11 298 例的分析，胆囊结石最为多见，共 5 967 例，占 52.8%；胆囊、胆总管结石 1 245 例，占 11.0%；肝外胆管结石 2 268 例，占 20.1%；肝内胆管结石 1 818 例，占 16.1%，原发性肝内、外胆管结石发病率为 36.2%，较 20 世纪 60 年代报道的 50% 已有所降低。胆石症患者占普外住院患者总数的 10.05%。在这一大组病例中，男 3707 例，女 7 635 例，男女之比为 1∶2。在西北及华北地区，男女之比为 1∶3，但在华南地区则为 1∶1。发病年龄最小者仅 3 岁，最高者为 92 岁，平均年龄为 48.5 岁。胆石症发病的高峰年龄为 50～60 岁。在我国的西安、兰州等西北地区以胆固醇为主要成分的胆囊结石为多，胆囊癌的发病率亦较高。

近年来，在我国一些中心城市胆囊结石与原发性胆管结石的比例已经发生了明显的变化。胆囊结石与胆管结石的比例，在北京为 3.4∶1，在上海为 3.2∶1，在天津为 4.5∶1。胆固醇结石在天津市占 64.8%，在上海占 71.4%，北京地区胆固醇结石与胆红素缩石之比为 1∶0.98，但在广大农村、边远地区及个别胆石症高发地区，仍以胆管结石及胆红素结石为最常见。这些情况显然与食品结构及结石的发病原因不同有关。

二、病因与发病机制

胆石症形成的机制是十分复杂的。近年的研究表明，临床上常见的两大类结石（胆色素与胆固醇结石）的形成机制不同。

(一)胆色素结石

胆色素结石多呈棕色或橘色，形状、大小不一，易碎，切面呈层状，常遍布于肝内、外胆管系统。胆石的成分，以胆色素钙为主，胆固醇的含量一般不超过 20%。

胆色素结石形成机制与胆道的慢性炎症、细菌感染、胆汁淤滞、营养因素等有关。常见的致病因素有复发性化脓性胆管炎、胆道阻塞、胆道寄生虫病（最常见的是胆道蛔虫病和中华分支睾吸虫感染）。感染是导致结石形成的首要因素，感染细菌主要是肠道菌属，大多数患者的胆汁培养均有细菌生长，其中最主要的是大肠埃希菌，厌氧性细菌亦较常见。胆汁淤滞是原发性胆管结石形成时的必要条件之一，因为只有在淤滞条件下，胆汁中成分才能沉积并形成结石。引起胆汁淤滞的原因是多方面的：胆总管下端炎症、狭窄是常见的原因，有时胆总管下端可能并无机械性梗阻，但并不排除由胆管炎所引起的胆管下端水肿和 Oddi 括约肌痉挛时所致的功能性梗阻，在梗阻的近端，胆道内压力升高，胆管扩张，胆流缓慢，因而有利于结石形成。在此种情况下，胆道寄生虫病能促使结石形成，在不少患者中可见到以虫体或虫卵为核心所形成的结石。

正常胆汁中，胆红素主要是水溶性的胆红素二葡萄糖醛酸酯的结合型胆红素，但结石中的胆红素主要是不溶于水的游离胆红素。因而，胆汁中结合型胆红素的去结合化是形成结石的原因。胆道感染时，大肠埃希菌属和一些厌氧杆菌感染能产生 β-葡萄糖醛酸酶，此酶在 pH 为 7.0 条件下，能将结合型胆红素水解生成游离胆红素，游离胆红素与钙离子结合形成不溶于水的胆红素钙，形成了胆色素结石。另外，胆汁中有来自组织的内源性葡萄糖醛酸苷酶，它的最适 pH 为 4.6，在适宜情况下，亦能水解胆汁中的结合型胆红素。此外，胆汁中的黏蛋白、酸性黏多糖、免疫球蛋白等大分子物质，炎性渗出物，脱落的上皮细胞、细菌、寄生虫、胆汁中的金属离子等，均参与结石的形成。

（二）胆固醇结石

该类结石与胆固醇代谢障碍有关。种种原因使胆固醇含量增多和/或胆盐、卵磷脂减少，使胆固醇浓度相对增多，则胆固醇就会从胆汁中析出而形成结石。1968 年 Admirand 和 Small 用三角坐标来表示胆汁中胆固醇、胆盐和卵磷脂的相互关系。三角坐标中的任何一点都同时反映 3 种物质在胆汁中的含量百分比（指其中一种物质占 3 种物质总含量的百分比）。正常胆汁的各点都应在三角坐标的曲线以下，而胆固醇和混合结石患者的各点都在曲线上或曲线以上。

造成过饱和胆固醇沉淀的原因与以下因素有关：①肝脏胆固醇代谢异常；②肝肠循环障碍使胆酸池缩小；③饮食因素；④胆囊黏膜上皮脱落、雌性激素的影响等。

然而，近年来许多学者的研究发现，不但胆固醇结石患者胆囊胆汁中的胆固醇多呈过饱和状态，而且有 40%～80% 的正常人胆囊胆汁也常是过饱和的。此外，肝胆汁的胆固醇浓度往往比胆囊胆汁高得多，胆固醇结石却大都在胆囊内形成。这样，人们已认识到 Admirand-Small 三角还不能充分地说明结石形成的机制。近 10 年来胆固醇结石形成机制的研究主要在以下方面。

1.胆汁动力学平衡体系的研究

胆固醇在胆汁中主要以微胶粒和泡两种形式维持其溶解状态。微胶粒由胆固醇、磷脂、胆盐组成。泡是胆固醇、磷脂组成的复合体，两者相互联系，可以相互转化，在胆汁中形成一个动力学平衡体系，对胆固醇的溶解和析出起调节作用。泡可以溶解 80％以上的肝胆汁中的胆固醇，是胆汁中胆固醇溶解及转运的主要形式。薄片是新发现的胆固醇、磷脂组成的聚合体，可以溶解一部分胆固醇，其作用机制尚待进一步研究。胆盐通过转运蛋白所产生电化学梯度分泌进入毛细胆管，而胆固醇与磷脂结合，以泡的形式由细胞支架（微管、微丝等）转运通过毛细胆管上皮细胞细胞膜，两个过程在一定程度上相互独立。当泡进入肝胆汁后，才与胆盐相互作用形成微胶粒，在成石性胆汁中泡与微胶粒同时存在。在某些情况下，如胆汁胆固醇分泌增加，胆盐分泌减少，以及某些促成核因子作用下等。胆固醇可以从微胶粒向泡转移，并使泡体积增大，不稳定，并容易发生聚集融合，从单层小泡到大泡进而形成复层大泡，析出胆固醇晶体，并可进一步形成胆固醇单水结晶，而单水结晶的生长和聚集是胆固醇结石的雏形。各种研究表明，由于胆汁胆固醇动力学平衡体系被破坏而产生的胆固醇过饱和是结石形成的基础。

2.胆固醇过饱和胆汁产生的机制

过饱和胆汁是胆固醇结石产生的先决条件。80％的胆固醇在肝脏代谢，而胆固醇结石患者肝胆汁成核时间比胆囊胆汁短，故而肝脏是胆固醇过饱和胆汁的产生场所。过饱和胆汁产生的机制很复杂，主要有以下几个途径。

（1）胆固醇分泌增加：目前认为造成胆固醇分泌增加的因素主要有以下 4 种。①HMG-辅酶 A 还原酶活性增高，导致肝细胞合成分泌胆固醇增加。20 世纪70 年代，Salen G、Cogne 等发现胆固醇结石患者的 HMG-辅酶 A 还原酶活性增高，以后 Key、Maton 等也从不同角度证实了这一结果；②酰基辅酶 A-胆固醇酰基转移酶（acyl coenzyme A-cholesterol acyltransferase，ACAT）的系统活性降低，致使胆固醇转化为胆固醇酯减少。ACAT 是胆固醇酯化过程中的限速酶，广泛存在于肝脏及胆囊黏膜中，20 世纪 80 年代以来，陆续报道 ACAT 在胆固醇结石患者的肝脏中活性降低，从而致使游离胆固醇分泌增加，促使结石形成；③脂类代谢紊乱。20 世纪 80 年代以来，不少学者报道胆固醇结石患者存在着明显的脂类代谢紊乱，主要是：低密度脂蛋白（low-density lipoprotein，LDL）

及乳糜微粒(chylomicron,CM)含量和/或具有活性的受体数目增加;极低密度脂蛋白胆固醇(very low densitylipoprotein-cholesterol,VLDL-C)含量增加;胆固醇逆向转运的载体高密度脂蛋白(HDL)含量和/或其在肝细胞膜上的受体数目减少;④由于$7-\alpha$羟化酶活性降低,导致胆固醇合成胆酸减少,胆固醇分泌过多,年龄是一个重要因素。

(2)胆酸代谢障碍:胆汁酸是胆汁的主要成分,也是胆固醇体内代谢的最终产物。在肝细胞内质网微粒体酶系统作用下,胆固醇可逐步衍化为胆酸,$7-\alpha$羟化酶为这一过程的限速酶。大部分胆固醇结石患者存在胆酸代谢障碍,主要表现在以下几方面。①肝脏合成胆酸下降:胆酸合成主要受限速酶胆固醇 $7-\alpha$ 羟化酶及另外两个关键酶:$12-\alpha$ 羟化酶、27-羟胆固醇-$7-\alpha$ 羟化酶的调节,也受胆固醇以及肝脏胆酸流量的反馈调节。胆固醇 $7-\alpha$ 羟化酶、$12-\alpha$ 羟化酶等都是细胞色素 P450 家族成员(CYP7A),在胆固醇结石患者中活性降低。②胆盐肠肝循环被破坏:对胆汁酸代谢动力学变化与胆固醇结石病的关系有过不少研究,表明胆盐肠肝循环被破坏可使体内胆酸池下降,从而导致结石形成。③胆盐成分改变:近年来国内外学者对胆盐成分变化对成石的影响进行了一系列的研究。胆固醇结石胆汁中去氧胆酸(DCA)的比例增加;胆酸(CA)鹅脱氧胆酸(CDCA)比例升高;甘氨结合胆酸增多而牛磺酸结合胆酸减少(G/T 比例升高)。

3.促、抗成核因子

肝胆汁的胆固醇饱和度比胆囊胆汁高,但胆固醇结石很少在肝胆管内形成,从而提示在胆囊胆汁中存在着促成核因子,而 $40\%\sim80\%$ 正常人胆囊胆汁为过饱和胆汁,却未形成结石,所以胆囊胆汁中还存在着抗成核因子。

(1)促成核因子:能促使胆固醇结晶析出的胆汁蛋白质中,有黏蛋白性和非黏蛋白性的糖蛋白,而后者有选择性与刀豆蛋白凝结素 A 结合的特性。大部分为免疫球蛋白、磷脂酶、纤维连接蛋白等。①黏蛋白:胆囊黏膜上皮细胞分泌一种黏蛋白,可促使胆固醇成核。过饱和胆汁、胆盐、前列腺素、阿司匹林及炎症刺激等均可影响黏蛋白分泌。黏蛋白分泌过多时,可形成黏性弹力凝胶具有很强的胶着性,可使胆固醇结晶处于胶体状中,并促使其产生聚集,也有可能促进泡融合,形成复层泡,并减弱泡之间的排斥力。②免疫球蛋白:Harvey 等分离、提纯了 ConA 结合蛋白,其中一部分被证实为免疫球蛋白,主要为 IgM 和 IgA 以后,这一研究小组的报道指出 IgG 也具有明显的促成核活性,在胆固醇结石存在的胆囊胆汁中,IgG 的平均浓度是色素结石组或对照组的 3 倍,并且与 CSI 关系密切,当 CSI 处于 1.2～1.4 时 IgG 浓度最高。胆盐,尤其是 DC 可刺激 IgG 分泌,就成核活性而言,IgM>IgG>IgA。③其他促成核糖蛋白:近年来,国内外学者应用亲和层析、高效液相等技术,提纯到许多具有促成核活性的糖蛋白;如$130×10^3$糖蛋白,$42×10^3$糖蛋白,纤维连接蛋白等。

(2)抗成核因子:20世纪80年代初,Seuell等人就在胆固醇结石患者的胆囊胆汁中发现多种载脂蛋白,Ktbe等将Apo Ai、Apo A2加入模拟胆汁中,可使成核时间延长1倍。另外,$12×10^3$、$58×10^3$、$63×10^3$的糖蛋白,以及胆汁蛋白的片段等被认为具有抗成核作用。

4.胆囊动力学异常

早在1856年Meckel von、Hensbach就已提出胆汁淤滞是胆石一个重要发病因素。

胆囊运动过缓导致胆囊剩余容积增大,当胆囊胆汁处于过饱和状态,且滞留在胆囊内时间过长时,可沉淀在胆囊黏膜表面,并且刺激黏蛋白的分泌,促使胆固醇成核。大量的动物实验表明,在结石形成之前,胆囊收缩力就已减弱。Carey等发现,正常人50%的肝胆汁进入胆囊,另50%排入十二指肠;而在胆固醇结石患者中,只有30%肝胆汁进入胆囊,70%则排入十二指肠,从而说明胆固醇结石患者胆囊排空容积减少,利用现代影像技术,如超声波、核素扫描等发现胆固醇结石患者的空腹胆囊容积、餐后或静脉注射CCK后残余容积均较正常人大,胆囊排空也延迟。

5.胆固醇结石的免疫学研究

胆固醇结石患者往往伴有急、慢性胆囊炎提示感染也可能是胆石形成的重要因素,在炎症反应中,细胞因子充当了一个重要角色。TNF-α可以使肝细胞摄取胆酸,特别是牛磺酸减少。IL-6可抑制体外原代培养的肝细胞摄取胆盐,还抑制牛磺酸的转运蛋白以及Na^+,K^+-ATP酶的活性,TNF、IL-2、IL-4等可降低细胞色素P450(如CYP2A、CYP3A等)的活性,而胆酸合成的限速酶7-α羟化酶就是CYP7a。

6.胆固醇结石的分子遗传病因学研究

胆固醇结石患者有明显的家族聚集倾向。多数学者认为,胆固醇结石是具有遗传背景的多基因疾病。与胆固醇结石成因关系密切的7-α羟化酶、载脂蛋白、胆固醇转运蛋白等均发现存在基因多态性。寻找胆固醇结石成因的独立候选基因已成为当前的一个研究热点。

(三)黑色结石

近年来黑色结石受到普遍的重视,有人称之为第3结石。根据日本东北大学第一外科的报道,在20世纪60~70年代,黑色结石仅占10%以下,但到20世纪80年代已增加到22%,现在已知,黑色结石的形成往往与并存的疾病背景和施行过某些特定的手术有关。

1.肝硬化与胆石

根据佐藤寿雄的报道,在肝硬化的患者中并发胆石者为13.3%,约为一般成年人的两倍。在这些结石中黑色结石占半数以上。在推论肝功能障碍与黑色结石形成的关系时,有学者认为,肝硬化患者常有高胆红素血症,有利于结石的形成;另外,由于充血性脾大及脾功能亢进,可增加红细胞的破坏及溶血或为黑色结石的来源。

2.溶血性黄疸与胆石

溶血性黄疸的患者,由于高胆红素血症存在常并发胆囊黑色结石。在佐藤寿雄报道的因溶血性黄疸而施行脾切除术的58例中,有28例(48%)已发生胆石,其中黑色结石23例,占82%。

3.胃切除术后的胆石症

许多报道证实在胃次全切除术后胆石症的发病率明显增高。佐藤寿雄等对胃切除前没有胆石的300例,进行了术后随访,术后发生结石者58例,占19.3%。樱庭等对120例因胃癌而进行胃次全切除术的患者进行了随访。在随访半年以上的43例中,有11例发生了结石,发生率为26%。一些学者认为,胃切除术后的时间与胆石发生率之间似无明显的关系,术后两年之内胆石的发生率已达20%左右,说明在术后短期内即开始有结石形成。从结石的部位来看,仍以胆囊结石为主。从结石种类来分析,黑色结石约占40%,其次为胆固醇结石,胆色素钙结石约占17.4%。樱庭等的研究表明,在胃切除术后胆囊收缩功能低下,多呈弛缓性扩张,经过3~6个月后运动功能才大体上恢复到术前水平。该学者认为胆囊收缩功能低下,胆汁排出延缓,进而引起炎症,是术后结石形成的主要原因。如果对胃癌的患者进行胆道周围淋巴结清除术,由于胆囊周围粘连,会进一步加重排空障碍,从而结石形成的机会也进一步增加。

4.心脏瓣膜替换术后的结石

瓣膜替换术后胆石的发生率明显增高。Mevendins报道,胆石的发生率高达31%,均为黑色结石。佐藤寿雄等对日本东北大学胸外科进行过瓣膜替换手术1年以上的103例患者进行了随访观察,发生胆石者17例,占16.5%。替换机械瓣膜的胆石发生率高于生物瓣。因机械瓣更易产生溶血。结石以黑色结石为主。

除上述 4 种特殊情况外,有的报道还表明,在Ⅳ型高脂血症胆石的发生率增高。Ahllearg 等的研究表明,此类患者肝 HMG-辅酶 A 还原酶的活性增高,约为正常人的两倍,故此类患者的胆汁多属于胆固醇超饱和胆汁,这可能是胆石发生率高的主要原因。糖尿病患者胆石发生率亦较高。佐藤寿雄等报道,男性发生率为 14%,女性为 16%。成石的原因可能是多方面的,有人认为与糖尿病患者胆囊收缩功能低下有关,还有人报道糖尿病患者胆汁酸浓度下降,从而引起胆固醇的超饱和。

三、病理生理

胆石症发生后,可引起胆道系统、肝脏以及全身一系列病理解剖及病理生理改变,主要有以下几项。

(一)胆囊

由于胆石的长期刺激及继发感染可引起急性或慢性胆囊炎,胆囊管发生梗阻后可导致胆囊积水,若继发细菌感染,则可形成胆囊积脓。胆囊坏死穿孔后则出现胆汁性腹膜炎。胆囊颈部结石可对肝总管形成压迫,甚至导致肝总管梗阻、坏死、穿孔,临床上可发生感染、黄疸,称为米瑞兹(Mirizzi)综合征。

(二)胆管

胆管结石造成胆管梗阻后使胆汁流通不畅,出现胆道压力增高,临床上表现为梗阻性黄疸。若有继发性细菌感染则可出现轻重不同的胆管炎。

(三)肝脏

胆石症引起的继发性肝损害与胆石的部位、胆管梗阻的程度与持续时间有关。据临床肝脏活体组织检查所见,胆管结石的患者几乎百分之百、胆囊结石则有 70% 以上的患者肝脏形态学改变,病变程度可由轻微的炎细胞浸润直至胆源性肝脓肿、间质性肝炎、局灶性肝萎缩病和胆汁性肝硬化。

(四)全身损害

当胆石症并发严重感染及梗阻性黄疸时,可引起败血症等一系列全身性损害,甚至导致多器官系统衰竭。

四、胆石症的分类

(一)根据结石形态特点分类

1.结石部位

按部位分为:①胆囊结石;②胆总管及肝总管结石;③肝内胆管结石。

2.结石大小

按大小分为:①泥沙样结石及微结石(横径<0.3 cm);②小结石(横径<0.5 cm);③中结石(横径0.5～1.5 cm);④大结石(横径≥1.5 cm)。

3.结石形状

圆形、梭形、多角形、不规则形等。

4.结石数量

单发结石、多发结石。

(二)根据结石成分和结石表面、剖面的特点分类

1.放射状石

灰白、透明,剖面呈放射柱状,由结晶组成,核心多为少量色素颗粒团块。

2.年轮状石

多为棕黄色,切面有放射状结晶,同时具有多个同心圆的深棕色年轮纹,此年轮纹非真正层次不能分离。

3.岩层状叠层石

淡黄或灰白,呈致密光滑的叠层状,可以剥离,实体镜下为片状胆固醇结晶组成,各层间夹有细线状结构,为胆红素颗粒或黑色物质组成。

4.铸形无定形石

多为深棕色结石,其形态由于所在解剖部位不同而各异,切面无定形结构。电镜下为大量胆红素颗粒和一些胆固醇结晶所构成。

5.沙层状叠层石

剖面呈松弛的同心圆层状,为大小相仿的胆红素颗粒组成,各层间被白色颗粒分离,经定性大部分为胆固醇,少数结石的间隔为黑色物质所组成。

6.泥沙状石

棕色、易碎、小块或泥沙状,电镜下皆为稀疏的胆红素颗粒集聚。

7.黑色结石

黑色结石即所谓"纯色素"石,见于胆囊内,直径约为 0.5 cm,黑色有光泽、硬、表面不规则,切面如柏油状。电镜下为片状颗粒状结构,排列极为致密。

第1～3类结石的主要成分为胆固醇,此类结石多发生于胆囊内。第4～6类结石主要成分为胆红素钙结石,此类结石可以发生在胆道的任何部位,但以肝内胆管与胆总管为多见,结石无一定形状,有时呈泥沙或胆泥状,硬度不一,常易压碎。

(三)根据中医辨证特点分类

(1)气滞型(肝郁气滞型)。

(2)湿热型(湿热蕴结型)。

(3)毒热型(热毒积聚型)。

(4)血瘀型(肝郁血瘀型)。

(四)根据临床特点分类

1.胆囊结石

(1)无症状胆囊结石。

(2)有症状胆囊结石(绞痛性、急性及慢性胆囊炎)。

(3)胆囊与胆管结石:①以胆囊结石症状为主的胆石症;②以胆管症状为主的胆石症。

(4)伴有严重并发症的胆囊结石:①胆囊管狭窄;②胆囊积水;③胆囊积脓;④胆囊胰腺炎;⑤Mirizzi综合征;⑥并发胆囊癌的胆囊结石;⑦并发Oddi括约肌狭窄的胆囊结石。

2.胆管结石

(1)胆总管下端结石:①伴括约肌狭窄;②无括约肌狭窄。

(2)胆总管结石。

(3)肝内胆管结石:①右肝管结石;②左肝管结石;③多发性肝内胆管结石。

(4)胆囊与胆管结石。

(5)伴有严重并发症的胆管结石:①梗阻性黄疸;②急性梗阻性化脓性胆管炎(AOSC);③胆管炎性肝脓肿;④胆道出血;⑤胰腺炎;⑥胆汁性肝硬化;⑦并发胆管癌变。

(五)胆囊结石的 B 超分类

CT和B超波均能够初步满足这种分类的要求。由于B超波费用低廉且可进行多次重复检查,故更受到医学界的重视。

日本千叶大学第一内科土屋幸浩等提出了如下的分类方法,很有参考价值。

1.大结石

直径在1.0 cm以上的结石为大结石,根据其超声影像的特点分为3型。

(1)Ⅰ型结石:胆石表面呈现较浊回声的光团影像,向内部逐渐减弱,结石下面可出现声影,根据光团的形状又可分为Ⅰa(球型)、Ⅰb(半月型)及Ⅰc(新月型)。此类结石为胆固醇结石,无钙化。

（2）Ⅱ型结石:在结石的浅部出现一个狭窄的强回声光团,伴有一个强声影此为Ⅱa,如在结石的中心部又出现一个强光点则为Ⅱb。多为伴有钙化的混合结石,呈层状结构。

（3）Ⅲ型结石:结石虽可显示,但光团较弱,声影亦较模糊不清。此类结石为色素结石,多容易伴有细菌感染。

2.小结石

直径在 1.0 cm 以下的结石属于小结石,多发性为主,根据其占据胆囊容积的大小及结石群体结构又可分为:①充满型结石;②堆积型结石;③游离型结石;④浮游型结石;⑤块状型结石。充满型结石及堆积型结石除表示结石数量多以外,也反映胆囊运动功能已经丧失或严重障碍。小结石容易引起胆囊管的梗阻及容易引发胰腺炎。

五、临床表现

胆石症的症状和体征与胆石的部位、大小、胆管梗阻的程度以及并发症的有无等因素有关,现将主要临床表现分述如下。

（一）临床症状

1.腹痛

腹痛是胆石症的主要临床表现之一。胆石症发作时多有典型的胆绞痛,为上腹和右上腹阵发性痉挛性疼痛,伴有持续性加重,常向右肩部或肩胛部放射。腹痛的原因是胆石从胆囊移动至胆囊管或胆管内结石移动至胆总管下端或从扩张的胆总管移行至壶腹部时结石嵌顿所引起。由于胆囊管或胆道梗阻使胆囊或胆管内压升高,胆囊或胆总管平滑肌扩张及痉挛,试图将胆石排出而产生剧烈的胆绞痛。90%以上的胆绞痛为突然发作,常发生在饱餐、过劳或激烈运动之后。除剧烈胆绞痛外,患者常表现坐卧不安;甚至辗转反侧,心烦,常大汗淋漓,面色苍白,恶心呕吐。每次发作持续时间可以数十分钟到数小时。如此发作往往需持续数天才能完全缓解。疼痛缓解和消失表示结石退入胆囊或嵌顿于胆管下端的结石移动或通过松弛的括约肌排出胆道,此时其他症状亦随之消失。由于结石所在部位的不同,腹痛的临床表现特征也有所不同。

（1）胆囊结石:胆囊内结石(尤其是较大结石)不一定均产生绞痛,有的可以终生无症状,称之为安静胆囊结石。胆囊颈部结石极易引起急性梗阻性胆囊炎。胆囊袋,又称哈德门袋,是胆囊颈部一个袋状结构,极易堆积结石而产生胆绞痛。除胆绞痛外,还可出现恶寒、发热等感染症状,严重病例由于炎性渗出或胆囊穿孔可引起局限性或弥漫性腹腔炎,因而出现腹膜刺激症状。部分病例可在腹部检查时触及胀大的胆囊。如结石不大或胆囊管直径较粗时,从胆囊排出的结石进入胆总管,但可能嵌顿在壶腹部引起胆绞痛、梗阻性黄疸、化脓性胆管炎,甚至出血性坏死性胰腺炎。

(2)胆总管结石:约75%的患者有上腹部或右上腹部阵发性剧烈绞痛,继疼痛之后约70%的患者出现黄疸,黄疸的深浅随结石嵌顿的程度而异,且有波动性升降、如胆石阻塞胆道合并胆道感染时,可同时出现腹痛、寒战与高热、黄疸三联征症状。病变在胆总管时,疼痛多局限在剑突下区,如感染已波及肝内小胆管时,可出现肝区胀痛和叩击痛。

(3)肝内胆管结石:常缺乏典型的胆绞痛,发作时常有患侧肝区持续性闷胀痛或叩击痛,伴有发热、寒战与不同程度的黄疸。一侧肝内胆管结石多无黄疸。如结石位于肝右叶疼痛可放散至右肩及背部;左侧肝胆管结石放散至剑突下、下胸部。如结石梗阻于肝左、右胆管或二、三级胆管,亦可引起高位梗阻性化脓性胆管炎的表现。

2.胃肠道症状

胆石症急性发作时,继腹痛后常有恶心、呕吐。呕吐内容物为胃内容物,此后腹痛并不缓解。急性发作后常有厌油腻食物、腹胀和消化不良等症状

3.寒战与发热

与胆道感染的程度有关:胆囊炎多继发于胆囊结石,它们之间有互为因果的关系,可出现不同程度的发热,梗阻性坏疽性胆囊炎可有寒战及高热,胆管结石常并发急性胆管炎,而出现腹痛、寒战高热和黄疸三联征。当胆总管或肝内胆管由于结石、蛔虫和胆管狭窄等造成胆管急性完全梗阻时,胆管扩张,胆管内压升高,管腔内充满脓性胆汁,大量细菌和内毒素滞留于肝内,通过肝窦状隙进入血液循环而导致败血症和感染性休克,此种病变称之为急性梗阻性化脓性胆管炎(AOSC)。典型的 AOSC 除上述三联征外,还可出现血压降低(四联征),如再出现神志障碍则称之为 Reynald 五联征。

4.黄疸

胆囊结石一般不出现黄疸,但约有10%的患者可以出现一过性黄疸。发生黄疸的原因可有以下几种:①胆囊炎同时并发胆管炎或结石排出至胆总管;②肿大的胆囊压迫胆总管,引起部分性梗阻,即 Mirizzi 综合征;③由于感染引起肝细胞一过性损害,在合并胆总管结石时,70%以上的患者可以出现黄疸,黄疸呈波动性,如不清除结石或解除梗阻,虽经各种药物治疗亦消退很慢,迁延日久可引

起胆汁性肝硬化。

(二)体格检查

胆囊结石的体征与胆道梗阻的有无及炎症的严重程度密切相关。

1.全身检查

在发作期呈急性病容,感染严重者有体温升高及感染中毒征象,如伴有呕吐或进食困难可有脱水、酸中毒表现,当引起胆道梗阻时巩膜与皮肤有黄染。

2.腹部检查

胆囊结石的腹部压痛多局限于剑突偏右侧和/或右上腹胆囊区,胆囊复发性梗阻时可触及胀大的胆囊,随着炎症的加重,也可出现肌紧张与反跳痛。墨菲征在胆囊结石引起的胆囊炎中多呈阳性。

胆管结石的腹部压痛多在剑突下偏右侧,可能触及胀大的胆囊;位于肝内胆管的结石压痛在右肝区,有时伴有肝大;左肝管结石压痛位于剑突或左上腹部。

六、诊断与鉴别诊断

(一)诊断

根据病史、体检及必要的特殊检查,胆石症的诊断多无困难。对于少数缺乏明确病史及典型症状的病例,特别是老年患者,需借助于超声波或X线检查加以确诊。在出现梗阻性黄疸时,要结合实验室和其他胆道图像检查加以确诊。对胆石症的诊断,不能仅仅满足于是否有胆石的初级层次诊断,还应对结石的部位、结石的大小及数目、胆囊的形态与功能改变、胆总管下端(包括Oddi括约肌)有无梗阻,以及是否合并有其他并发症等作出明确的判断。现将常用的诊断方法及检查程序分述如下。

1.病史与临床表现

除无症状的胆石症外,70%以上的患者有典型的胆绞痛或胆道感染的病史,部分患者可有胆道手术史。为了能全面明确胆石症的诊断,必须仔细询问胆绞痛发作的情况,以及胆绞痛与其他症状如恶心呕吐、发热寒战、黄疸等之间的关系。腹部检查要注意压痛点的位置、右上腹饱满和胀大的胆囊。

2.实验室检查

(1)在胆石症的发作间歇期,实验室检查多无阳性发现。

(2)发作期的检查所见与急性胆囊炎、急性胆管炎或AOSC相同。

(3)如出现梗阻性黄疸可见血清胆红素增高,血清碱性磷酸酶和r-谷氨酰转肽酶升高。黄疸持续时间较长,可有不同程度的肝功能损害,严重者可出现凝血机制障碍。对梗阻性黄疸患者要按"半急症"对待,尽可能在较短时间完成各项检查并采取有效的治疗措施。

3.十二指肠引流液检查

十二指肠液中查到胆沙或胆固醇结晶,有助于诊断,若查到细菌或寄生虫卵则更有参考价值。胆汁缺乏说明胆囊管有梗阻或者胆囊功能已经丧失。

4.超声波检查法

该法是一种无创伤性的检查方法,是胆石症的首选诊断方法。除能发现胆石的光团和声影外,还能了解胆管扩张的程度、胆囊的大小和炎症程度,对疾病能作出定性定量的诊断,对选择治疗方法很有帮助。

5.内镜逆行胆胰管造影术(ERCP)检查

ERCP为一种诊断与介入治疗的理想方法。ERCP常能显示胆管的内部病变,如结石阴影、胆管扩张的程度以及胆管下端有无梗阻等。

6.经皮肝穿刺胆道造影术(PTC)检查

PTC是梗阻性黄疸的重要检查方法。一般在CT或B超波导向指引下进行PTC,可显示胆管扩张的程度和梗阻部位。肝内胆管扩张达 0.5 cm 以上者,PTC 的成功率可达 95% 上。

7.手术中胆管造影、胆道镜检查与 B 超检查

胆管结石的术中检查也十分重要,除常规检查外,应用手术中胆道造影与胆道镜检查可以大大减少残余结石的发生率。胆道镜检查还能直接观察胆道黏膜,作出胆管炎的形态学分类,对胆管的其他病变,如胆管狭窄、肿瘤等也能作出准确的判断。

术中 B 超检查已在越来越多的临床单位中应用于临床。此种检查方法更便于肝内胆管结石的定位,同时还可较具体的了解肝、胰等邻近器官的病理损害,对于提高胆石症的手术效果有十分重要的实用价值。值得注意的是,上述几种特殊检查除需要有专用设备外,进行这些检查还延长了手术时间,增加了手术污染的机会,故应严重选择适应证,注意无菌操作,以免给患者增加额外负担。

(二)鉴别诊断

胆石症的鉴别诊断亦十分重要。

1.发作期需要鉴别的疾病

先天性胆总管囊性扩张、胆道蛔虫病、胆道运动障碍、溃疡病穿孔、胰腺炎、肠梗阻、右侧肾结石、右下肺炎或胸膜炎等。

2.非发作期需要鉴别的疾病

肝炎、肝硬化、肝或胆囊癌、胆管癌、壶腹周围癌、慢性胰腺炎、胰腺癌等。值得提出的是,胆石症常常伴发或继发于许多其他消化道疾病,如肝硬化、溃疡病、先天性胆总管囊性扩张、胆囊癌等。这些都增加胆石症的诊断与鉴别诊断上的困难性。

七、治疗

回顾我们治疗胆石症的历史,不难发现,20 世纪 50 年代以前基本上是采用外科手术治疗,20 世纪60 年代在中草药治疗的基础上出现了排石疗法,20 世纪70 年代许多单位开展了溶石疗法。之后,随着现代化诊断设备与技术的引进,人们发现原来采用的中药治疗对某些病例存在较大的盲目性,疗效也不肯定。而对于胆道感染、胆道功能性疾病疗效甚佳,因此在中西医结合围术期、胆道感染、胆道术后应用中药防止结石再生等方面有广泛应用并获良好临床结果。

胆石症治疗方法的选择,要根据患者的周身情况,发病原因,以及结石的位置、大小、伴随的病变等,进行合理的选择,有时还需要几种治疗方法配合使用。

(一)合理的选择治疗方法

1.胆囊结石

原则上宜采用手术治疗,但也要区分不同情况,灵活对待。

(1)无症状胆囊结石:对这类结石是不是需要施行预防性胆囊切除术,目前尚有不同意见。主张不做胆囊切除术的理由是,这类患者术前无症状或仅有轻微上腹部疼痛,如贸然手术,于术后症状有时比术前还要多。多数外科医师认为,凡确属在查体中发现的无症状结石,均可采用定期随诊的方法进行观察,待有明确的手术指征时再考虑手术。口服溶石药物对肝功能有一定损害,一般不主张采用。如有急性发作,应立即进行手术治疗,切除胆囊。

(2)症状性胆囊结石。①伴急性胆囊炎的胆囊结石:除并发急性梗阻性坏疽性胆囊炎的胆囊结石需采用急性期手术治疗外,多数病例均先采用中西医结合非手术治疗以控制急性症状。然后进行胆道系统的全面检查,根据检查结果再决定施行手术治疗或非手术治疗。②伴慢性胆囊炎的胆囊结石:若患者已有反复发作,胆道系统检查有多发或较大结石者,宜采用手术治疗。对于 3 mm 以下的微小结石,直径<0.5 cm 的小结石,有人认为是一种危险结石,因游动性大,容易嵌顿在胆囊管内或引起胰腺炎等严重并发症,宜早期手术。③胆囊结石伴有继发性胆总管结石:这类结石原则上宜采用手术治疗,但在具备较好内镜条件的

单位,应先行内镜括约肌切开术(EST),先取出胆总管结石然后再行腹腔镜胆囊切除术,可缩小手术范围,减少住院时间。④伴有严重并发症的胆囊结石:这类结石应及时采用手术治疗,术前应尽量将病变的性质和程度判定清楚,以便选用合理的手术术式并最大限度地避免手术并发症的发生。

2.胆管结石

胆管结石的适应证选择,大致可分为以下两类情况。

(1)非手术治疗适应证:肝胆管泥沙样结石、胆总管结石直径<2.0 cm,均可采用十二指肠镜取石,一些内镜中心具有胆道镜的"子母镜",更可以取出肝内胆管的结石。

当胆总管下端的狭窄段不超过 2 cm,结石直径不超过 2 cm 者,可先行经内镜括约肌切开术(EST),用网篮取出结石,对较小分散的结石可给予复方大柴胡汤以增加胆汁分泌,冲刷胆道,可取得良好的治疗效果。较大结石可采用液电碎石或激光碎石的方法 1 次或数次取出结石。据天津市中西医结合急腹症研究所一组病例统计,在施行 EST 及中药治疗的 115 例中,排出结石者 114 例,占99.1%,其中完全排净者 105 例;结石排净率为 91.3%。

(2)手术治疗的适应证:对于有一叶或一段肝组织萎缩、肝内胆管多发结石、伴有胆管(肝内或肝外)狭窄以及其他并发症的胆管结石,应采用手术治疗。

(二)非手术治疗方法

1.排石疗法

在 20 世纪 80 年代,有人将具有疏肝利胆、通里攻下作用的中药与具有解痉止疼效果的针刺疗法和能促进排便作用的硫酸镁按时间顺序联合给予,称之为排石的"总攻疗法",以增加疗效。

该种"排石"方法在 20 世纪七八十年代广为应用,对适应证选择较好的病例有一定疗效,但在排石过程中还应密切观察病情变化。如患者先有腹痛加重,随后突然缓解、体温下降或黄疸消退,往往提示为排石现象;若腹痛持续不止,体温升高,脉搏加快,血压下降,黄疸加重,则是病情加重,服用通便药物时,切忌太过,对体质虚弱者还要适当补液。排石过程中还进行常规的大便筛石。遇有结石过大、严重胆道感染、结石与胆管壁粘连等情况,排石可能无效,应及时中转手术。

2.溶石疗法

胆石的溶解剂亦具备以下条件:①具有促进胆固醇、胆色素的溶解能力;②对身体无毒;③能与胆石较长时间接触或能维持一定的浓度。

　　胆囊结石的溶石疗法：目前最常用口服溶石剂是鹅脱氧胆酸（chenodeoxycholic acid，CDCA）和熊脱氧胆酸（ursodeoxycholic acid，UDCA）。胆囊结石的溶解剂只对无钙化的胆囊胆固醇结石效果较好，而且结石的直径在 0.5 cm 以下、胆囊功能较好的病例。CDCA 的开始剂量为每天 1 000 mg，然后减至每天 500 mg。近年不少报道指出：CDCA 并非治疗胆石症的理想药物，因为溶石率较低（一般在 20% 左右）、服药时间长（一般要服半年到 1 年）、停药后结石还会再度形成。重要的是此类胆酸制剂对肝功能有一定损害，要每月进行肝功能检查，一旦有肝功能异常即应停药。

3.内镜取石

　　由于现代科技的发展，内镜性能的不断改善，在胆石症的治疗中也发挥越来越明显的作用。内镜取石的途径如下。①经十二指肠镜取石：用网篮或取石钳取石；②胆道镜或经皮肝胆道镜取石：胆道镜取石已相当普遍，可手术中取石，也可手术后经过 T 型管窦道进行取石。经皮肝胆道镜取石多用于胆管狭窄或不能接受再次手术的病例；③经腹腔镜胆道镜取石术，即"二镜联合"取石术：这种技术已在一些有条件的医疗中心应用于胆管结石中。首先在腹腔镜下切开胆总管，再以胆道镜进行胆道探查、取石。该术式不仅可用于肝外胆道结石的患者的治疗，亦可用于肝内胆管结石患者。其疗效确切，恢复快，住院时间短，已获得成熟经验；④碎石疗法：多用于胆道术后的残余结石中，可通过十二指肠镜进行，其碎石方法有：机械碎石、电气水压碎石、ND-YAG 激光碎石。

4.胆囊结石的体外冲击波碎石

　　体外冲击波碎石自 1985 年开始应用于临床，最初始于德国慕尼黑大学，现已有不少国家开始应用。最初的体外冲击波碎石装置由冲击波发生装置，超声波或 X 线装置、浴槽、脱气及给水装置以及油压悬动台等。新一代的碎石装置已不必以水浴方式进行操作。体外冲击波碎石主要适用于以下几种情况：①无钙化的胆固醇结石；②单发结石或最多不超过 3 个的多发结石，最大直径不超过 3 cm；③当患者体位变化时，可见移动的结石；④胆囊功能较好，适合于服用溶石剂者；⑤无严重系统疾病又能耐受冲击波治疗者。患者在硬膜外或全身麻醉后先用 B 超波捕捉结石，随后移动悬动台对好冲击波焦点，再次用 B 型超声波或 X 线核对位置。发射冲击波约 1 800 次，治疗时间为 20～45 分钟，冲击波治疗后 2 小时可经口进食，次日生活可转为正常。

　　在冲击波治疗 1 周前开始口服溶石剂，每天 CDCA 及 UDCA 各 300 mg，一般需服用以碎石完全排净后 3 个月为止。

根据德国 Sackmann 的报道,97 例患者进行了 101 次冲击波碎石治疗,除 1 例外均取得了良好的碎石效果。碎石的排出还需要一定的时间:1 个月内排净者仅 30%,3 个月为 56%;6 个月为 75%。在碎石及排石的过程中患者可出现一定的反应,在 Sackmann 报道的病例中,有 36 例(37.1%)有偶发的肚腹痛,有一个患者并发了轻度胰腺炎。

经近 30 年的临床应用,体外碎石并未显示出早期报道的临床疗效。日本村田等人的报道表明,B 超 Ⅰ a 型胆石消失率最高,可达 70%,Ⅰ b 型为 38.9%,Ⅰc 型则仅为 15.4%。结石愈大消失率愈低,10~14 mm 结石的消失率为 83.3%,15~19 mm 者为 61.5%,20~24 mm 者为 35%,25~29 mm 者仅为 33.3%。

体外冲击波碎石为胆囊结石的治疗开辟了一条可能的新途径,但还必须正确地选择治疗适应证及进一步改进碎石及排石措施,否则也难取得满意的疗效。

(三)手术疗法

手术疗法是治疗胆石症十分重要的手段。由于我国胆石症在发病上的一些特点,如肝内胆管结石多、胆管狭窄多等,在胆石症的手术疗法上也积累了十分丰富的经验,治疗效果也不断提高。

手术时机:胆石症的手术时机,应根据胆道伴随病变的不同情况来选定。在可能的情况下,应尽量选择择期手术,避免急症手术。只是在胆道伴随有严重急性病变、难于用非手术疗法控制时,方考虑急症或早期手术,如胆囊结石伴有急性坏疽性胆囊炎,胆管结石并发急性梗阻性化脓性胆管炎等。

在有下列两种情况时,可考虑分期手术。

1.胆囊结石的分期手术

胆囊结石并发急性坏疽性胆囊炎,因患者周身情况较差或伴有其他重要器官并发症或因胆囊周围解剖关系不清,难于采用胆囊切除术时,可先行经皮肝胆囊穿刺引流术(PTGD)或胆囊造瘘术,待病情好转后(一般为术后 3 个月左右),进行第 2 次手术。

2.胆管结石的分期手术

在胆管结石合并急性梗阻性化脓性胆管炎(AOSC)或急性高位梗阻性化脓性胆管炎(AHOSC)时,以及布满胆管的肝内与肝外胆管结石(还常伴有胆管狭窄或肝叶的萎缩等),也很难采用 1 期手术予以解决。第 1 期手术通常要解决严重的感染或对肝脏影响较大的肝内梗阻问题,第 2 期手术再解决胆道的残余结石或建立新的胆肠引流。

第七章 腹 外 疝

第一节 脐 疝

脐疝为少量腹腔内脏器(肠管或网膜)在腹压增高时经脐环疝出。民间习惯称为"气肚脐"。脐疝是最常见的一种脐部疾病。婴儿发病率较高,尤以早产儿、低体重儿好发。随着年龄的增长,发病率逐渐下降。女孩比男孩多2～3倍。黑人最好发,Evans报道黑人婴幼儿发病率是24.7%,白种人婴幼儿发病率为3%。特别要注意的是肝胆系统状态异常时常伴有脐疝发生。

一、病因及病理

脐疝的发生原因与脐部的解剖特点有关。在胎儿期,脐环下半部通过2根脐动脉和脐尿管,脐环上部通过脐静脉。出生后,这些管道随即闭塞而变成纤维索,与脐带脱落后的瘢痕性皮肤相愈合,因此该部位是一个薄弱区。此外,在婴儿期,由于腹壁肌肉和筋膜发育不全,两侧腹直肌及前后鞘在脐部尚未合拢,当各种引起使腹压增高因素存在时,如过多哭闹、咳嗽、便秘、腹泻等,均能促使脐部外突。脐疝表现为脐环缺损,缺损处覆盖正常皮肤和皮下组织,其下为突出的腹膜憩室形成的疝囊,腹膜与皮肤深层及脂肪组织有粘连。突出的内脏多为大网膜或小肠,囊壁与其内容物间一般无粘连。

二、临床表现

大多数婴儿脐疝在出生后脐带脱落后几周内被发现,几乎所有的患儿在出生后6个月内发病。表现为哭闹、咳嗽、排便等使腹压增高时脐部出现圆形或卵圆形突出包块(图7-1),包块通常直径在1.5～2.5 cm,张力通常不高,安静或平卧后包块消失,脐部皮肤松弛。当出现包块时,用手指压迫突出部,膨出脏器很容易还纳腹腔,有时可闻及清晰的气过水声。指端深入即可触及脐环缺损边缘,并可估计其直径,1岁以下婴儿脐环直径一般在0.5~1.5 cm。年长儿童由于疝的长期外突,疝囊与皮肤均有扩张,直径可达3~4 cm。小儿咳嗽或哭闹时指端有明显冲击感。当疝内容物不能回纳腹腔时即发生嵌顿,但这种情况非常少见。

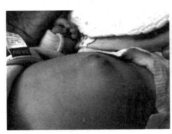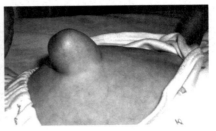

图7-1　脐疝(脐部圆形或椭圆形突出包块)

绝大多数婴儿脐疝无症状,也不引起胃肠功能紊乱,少数患儿伴有消化不良、腹泻、易惊等症状。脐疝在唐氏综合征、18-三体、13-三体和黏多糖累积症中较常见。

三、诊断

通常无须借助其他辅助手段即可明确诊断。注意与小型脐膨出鉴别,后者膨出中央无正常皮肤。

四、治疗

婴儿脐疝绝大多数可以自愈。随着年龄增长,腹肌发育完善,脐环缺损直径逐渐变小,进而闭合。一般认为1~2岁甚至到3~4岁仍可期望其自愈。脐环的大小与自愈的可能性有关系:一般脐环直径为1 cm左右,不做任何处理均能自行愈合;但脐环直径在2 cm以上者,特别是有增大趋向的患儿,自愈可能性较小。

脐疝的治疗常规是2岁以下可暂不做任何处理;2岁以上,小的脐疝可试行保守治疗3~6月;如果不闭合,即施行手术治疗;脐环直径>2 cm者,建议早期施行修补手术。

(一)保守治疗

粘膏法应用的原则是必须减少腹壁向两侧的张力,使脐疝得以缩小。粘贴时,疝囊须处于空虚状态,以免疝环中有组织插入。采用两条5 cm宽的粘膏,腹壁先涂上复方苯甲酸酊,以增加黏性和保守皮肤。粘膏黏合的部位,先在腹壁皮肤的两侧,再将此两条膏布的游离端互相向对侧牵引,直到脐孔部皮肤变松而起皱褶为止。助手可用指撤压,使疝内陷,同时继续牵引,最后粘牢。粘膏每 1~2 周必须更换 1 次。如果连续 6 个月无进步,则应放弃此法。

(二)手术治疗

1.脐疝修补术

手术入路可以经脐上或脐下做半圆形切口,切开皮肤、皮下组织及二侧筋膜上脂肪组织,显露疝囊,切开疝囊腔,切除疝囊。最重要的步骤是间断紧密缝合二侧筋膜。脐疝修补术简单,疗效良好,并保留了脐的正常外貌。

2.脐环结扎术

在脐环下方中央切开皮肤 5 mm,轻分皮下组织,暴露脐环处筋膜,于筋膜间穿入动脉瘤针(带线),使其在脐环筋膜内环形潜行一周后靠近进针处引出,上提腹壁,还纳疝出脏器,结扎缝线使脐环紧缩,确认安全可靠未影响腹腔内脏器后,缝合小切口结束手术。该手术方式的特点是创口小、过程简单、结扎结实可靠、手术时间短、术后恢复快。由于带线的动脉瘤针潜行穿过脐环时有一定的盲目性并可能损伤腹腔内空腔脏器,故要求手术者具备娴熟的手术操作技巧并有麻醉师的密切配合。此法应用者较少。

3.腹腔镜脐环结扎术

近年来随着腹腔镜手术在儿外科领域越来越多的开展,有一些医师采用腹腔镜行脐疝修补术,方法:建立人工气腹后,脐环上小切口置入套管,放入腹腔镜,腹腔镜直视下,第一根缝线于脐环下小切口进入带针丝线或涤纶线入腹,由脐环上切口(套管旁)出针,再将针由脐环上切口进入筋膜内潜行脐环左半圈于脐环下切口穿出,第二根缝线同方法脐下切口入腹脐上切口出针后,再潜行脐环右半圈,两根缝线同时打结,消灭脐环缺损。与脐环结扎术比较腹腔镜直视下更安全。但本腹腔镜手术应用时间短,需要进一步随访观察效果。

五、预后

术后复发者极少,疗效满意。但部分患者由于原脐部疝出面积较大,局部皮肤扩张严重,术后脐部皮肤松弛,外观稍差,少数患者最终也无法恢复至正常的外观水平,因此在必要时行脐成形重建术以获得满意的外观效果。

第二节 股 疝

一、概述

腹腔或盆腔内脏器经由股环进入股管或通过股管向股部卵圆窝突出的为股疝。老年妇女尤其多次妊娠和分娩后多见。由于股管较窄和股环周围缺乏弹性韧带,疝内容物突出后易被嵌顿和绞窄。确诊后应及早手术。

二、临床表现

(1)腹股沟韧带下卵圆窝处出现一半球形肿块。老年妇女多见。肥胖患者易被忽视。

(2)肿块突出后局部有胀痛下坠感。

(3)肿块嵌顿后有恶心、呕吐和腹痛等消化道症状。

(4)有一部分嵌顿股疝的病变为肠壁疝。此组患者的局部肿块较小,无典型肠梗阻表现,但多合并腹泻。有时由于被嵌顿的肠壁局部坏死并向皮肤破溃,可在局部流出恶臭液体或粪性液体。

三、诊断要点

(1)腹股沟韧带下卵圆窝处出现一半球形肿块应高度怀疑,尤其老年经产妇。应详细追问病史和有否消化道症状。

(2)腹部 X 线检查确定有否肠梗阻的影像特征。

(3)局部 B 超检查有助于确定是否在肿块处有肠管征象。

(4)需要与腹股沟淋巴结肿大、大隐静脉曲张、腹股沟斜疝和局部脂肪瘤做鉴别诊断。

四、治疗方案及原则

(1)一旦诊断为股疝,应积极手术治疗。对于已嵌顿或绞窄的股疝,除积极准备急症手术外要注意全身情况的处理,如高血糖、心功能不全和水、电解质紊乱等。

(2)做腹股沟上切口时常用斜疝修补切口,按解剖层次在腹横筋膜下寻得进入股管的疝囊。如还纳困难则应切开疝囊确认疝内容物无血运障碍,并还纳内容物后关闭疝囊。按规程介绍的方法修补。

（3）腹股沟下切口常用股部纵形切口，经卵圆窝处理疝囊，疝囊颈要尽量高位缝合结扎，处理多余疝囊后，缝合腹股沟韧带、阔筋膜镰状缘和耻骨肌筋膜，结扎线结扎时注意勿使股静脉受压。

（4）用人工合成材料修补股疝，仅适用于无嵌顿和无绞窄的股疝。无论腹股沟上或下切口处理疝囊后置网塞于股管内，网塞内瓣宜大部分切除，勿把网塞固定于股静脉，避免使股静脉受压。不再置入另一平片。

第三节　腹股沟斜疝

一、普通腹股沟斜疝

腹股沟疝有斜疝和直疝两种。小儿腹股沟疝几乎均为斜疝，直疝极罕见。小儿腹股沟斜疝为先天性发育异常，是最常见的小儿外科疾病。出生后即可发病，出生后 3 个月内发生率最高。随着经 NICU 救治成活的早产儿的增加，其发生腹股沟斜疝的概率更高。当腹腔脏器进入疝囊后不能还纳而停留在疝囊内即发生嵌顿，称为嵌顿性腹股沟斜疝，是小儿腹股沟斜疝最常见的并发症，新生儿发生嵌顿的危险性特别高。因而虽然新生儿及早产儿的手术和麻醉风险高，但是对这些患儿提倡尽早手术。

（一）流行病学

先天性腹股沟斜疝的发病率在足月的新生儿为 3.5％～5％，早产儿的发病率相当高，为 9％～11％，当体重下降至 500～700 g 时发病率可达 60％。腹股沟斜疝男性比女性更常见。大多数文献报道男与女的比率为 5∶1 甚至 10∶1。所有的腹股沟斜疝 60％发生在右侧，25％～30％为左侧，10％～15％为双侧。早产儿双侧疝更常见，据报道发生率占早产患儿的 44％～55％。一侧疝发生对侧疝的危险性为 7％～10％。腹股沟斜疝有家族发生倾向，患者的双胞胎和兄弟姐妹腹股沟斜疝的发生率增加，现尚未发现区域和种族不同腹股沟斜疝发生率不同的报道。

（二）病因学

实际上所有的先天性腹股沟斜疝是因为生后鞘状突未闭合。在胚胎早期，原始睾丸位于腹腔后上方的腹膜后,相当于第 1～2 腰椎平面。随着胚胎的发育,睾丸逐渐下降,第 6 个月达腹股沟管内环附近,第 7 个月时沿腹股沟管下降,到第 8～9 个月降至阴囊内。鞘状突是胚胎第 3 个月首次见到的通过腹股沟内环处的腹膜向外突出形成的一个憩室样管状突起。鞘状突伴随着睾丸从腹股沟管到阴囊的下降的过程中。睾丸下降完成后很快鞘状突开始从内环部闭合,然后近睾丸端闭合,最后整个精索部的鞘膜闭塞,萎缩成纤维索。遗留睾丸部分的鞘状突包绕睾丸形成睾丸固有鞘膜腔。与腹膜腔不再相通(图 7-2)。在女孩,鞘状突随着子宫圆韧带一同穿过腹股沟管进入大阴唇。大多数婴儿生后数月鞘状突仍未闭。文献报道鞘状突新生儿期 80％～94％未闭,4～12 个月 57％未闭,成人有 20％未闭。鞘状突未闭不等于是腹股沟斜疝,大多数没有临床症状。在腹压增高的情况下,腹腔内脏进入未闭的鞘状突而形成腹股沟斜疝。

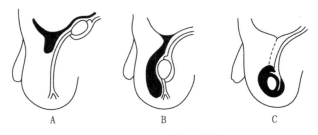

图 7-2　鞘状突下降闭锁过程

A.鞘状突开始下降;B.鞘状突随睾丸下降;C.睾丸下降至

阴囊底后鞘状突精索部闭塞,远端形成睾丸固有鞘膜腔

鞘状突未闭是腹股沟疝形成的病因,而腹压增高则为其诱因。婴儿哭闹、排便、用力、站立、跳动、咳嗽、喘憋等均可使腹压增高,而诱发腹股沟斜疝。

有下列疾病时腹股沟疝的发生率增加:①睾丸下降不全、下尿路梗阻、膀胱外翻;②脑室腹腔分流术后;③腹膜透析后;④囊性纤维性病;⑤胎粪性肠梗阻、坏死性小肠结肠炎、乳糜腹、腹水、腹裂及脐膨出关闭后所致的腹腔压力增高、腹内肿物、病理性便秘、巨结肠;⑥结缔组织疾病,如皮肤松弛症,Ehlers-Anlos 综合征和 Marfan 综合征,或 Hurler-Hunter 黏多糖症。

(三)病理解剖

由于鞘状突未闭合程度不同以及疝囊与睾丸的关系不同,小儿腹股沟斜疝可分为两种类型。

1.睾丸疝

由于整个鞘状突未闭与睾丸固有鞘膜腔相连通,疝内容物直接疝至阴囊内,与睾丸同在一个鞘膜腔内。此类疝称睾丸疝,在儿童占5％左右(图7-3A)。

2.精索疝

鞘状突在腹股沟中段或上段闭塞,随着腹压增高,疝内容物进入残余鞘状突,迫使残余鞘状突沿精索前内方下降形成一个盲囊,与睾丸固有鞘膜腔不相通。多数的疝早期尚未进入阴囊,常称为精索疝。晚期即使疝内容物降入阴囊,睾丸也仍保持在疝囊以外。此种疝占婴幼儿疝的95％左右(图7-3B)。

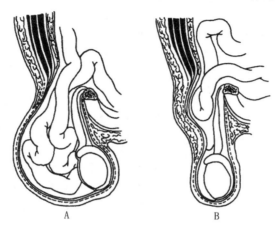

图7-3　小儿腹股沟斜疝的分类

A.阴囊疝;B.精索疝

婴儿疝入疝囊的腹腔脏器最常多见的是小肠,有时右侧的疝囊内可见到阑尾和盲肠,女婴疝囊内可有卵巢、输卵管,少数疝囊较大时腹腔的一些腹膜外脏器如膀胱或盲肠部分升结肠等可构成疝囊壁的一部分称为滑动性疝。手术时应特别注意,防止高位结扎疝囊时误伤器官。有时大网膜疝入疝囊内并与之粘连,不能还纳。

小儿腹股沟管短,腹壁发育较薄弱,内外环均较易被撑大,甚至互相重叠成为一个大缺损,有如直疝。但腹壁下动脉仍在疝囊颈内侧,可与直疝区别。

(四)临床表现

新生儿常常表现为由母亲发现的随哭闹而出现并增大的腹股沟包块,患儿安静、放松时包块可以自行消失,但有时可以持续存在数小时,引起哭闹,明显不适,甚至出现呕吐。腹股沟包块还纳后,由于存在疝囊,通常可以触及增粗的精索结构。女孩的腹股沟包块绝大多数是由卵巢疝入疝囊引起,因此包块较小,往往不仔细观察不易发现,包块呈卵圆形,有触痛、不易回纳。

虽然可能性非常罕见,但确有早产儿及足月儿在疝囊内的阑尾感染的报道。

(五)诊断

可靠的病史及触及增粗的精索可高度怀疑腹股沟斜疝,检查腹股沟部或阴囊部位出现可复性软包块,即可做出诊断。睾丸疝产前可以通过B超检查发现。

(六)治疗

腹股沟斜疝有极少数可能自愈,只见于内环口较小,临床上偶尔出现腹股沟包块的病例,但这样的患儿发生嵌顿性腹股沟斜疝的危险性同样增高。因此除非有明确禁忌证,均应手术治疗。目前无论是国际还是国内绝大多数儿外科医师的主张是不用疝气带或其他所谓的保守治疗方法,即使是低出生体重儿也不主张。

1.手术时间的选择

小儿年龄越小,嵌顿性腹股沟斜疝发生率越高,危险性越大。虽然小儿腹壁肌肉不发达,嵌顿疝较易缓解。但是小儿肠管及血管都很薄弱细小,易受损伤。特别是新生儿易引起睾丸梗死,因此理想的手术时间是诊断后尽早手术。尽早手术除可以防止嵌顿的发生外,早产患儿疝囊结扎术后往往一般状况多明显改善,体重增加。一些以前有窒息发作史的早产儿疝囊结扎术后发作停止。

现在大多数腹股沟斜疝手术可以门诊或1天内病房完成。虽然早产儿和伴有心脏、呼吸或其他疾病的患儿麻醉并发症的危险性增加,但大多数学者认为对这些患儿实行手术是相对安全的。由于新生儿、早产儿疝修补术对麻醉及手术技术要求高,目前国内因为多数单位对新生儿手术仍有顾虑,所以多希望年龄>6个月再行手术。一旦技术有了把握,就应该尽早手术。

2.手术方法

腹股沟斜疝的手术目标是消灭疝囊修补腹壁缺损。婴幼儿腹股沟斜疝为先天性腹膜鞘状突未闭,腹壁缺损一般不重要,并且随生长而恢复。故手术仅作疝囊高位结扎术,而不需要腹壁修补即可达到治愈目的,这与成人及老人腹股沟斜疝治疗要求不同。

(1)经外环口疝囊结扎术:手术包括单纯的疝囊结扎,不打开腹股沟管,国内绝大多数小儿外科医师采用此方法。

麻醉:全麻气管插管对于新生儿及小婴儿是首选。低出生体重患儿应用脊麻醉术后出现窒息的发生率低。

手术操作步骤:在患侧腹横纹处作横切口,年长患儿也可在腹横纹下方1 cm

处作平行腹横纹的切口,以便更接近腹股沟外环口,切口长 1.5 cm。切开皮肤皮下组织,于外环口发现精索。钝性分离精索外筋膜和提睾肌,在精索前内侧见到疝囊,分离疝囊可采用的方法有两种:①打开疝囊前壁(图 7-4),用止血钳探查疝囊,近端可探入腹腔,远端可探入疝囊底。将疝囊后壁与精索血管及输精管分离后切断(图 7-5)。②不打开疝囊,仔细将完整疝囊与精索血管及输精管分离,然后横断疝囊。提起疝囊近断端向内环处分离至疝囊颈处(局部有腹膜外脂肪显露后即标志抵达内环)贯穿结扎(图 7-6、图 7-7)。③关闭切口:皮下组织用 4-0 号可吸收线缝合 2～3 针,皮肤切口用 5-0 号可吸收线皮下缝合关闭。近年来也可选用氰基丙烯酸盐黏合剂黏合皮肤切口。注意在关闭切口前一定要将手术中上牵的睾丸拉至阴囊,避免医源性睾丸下降不全。女孩手术更容易,因为没有损伤输精管及血管的危险,疝囊结扎后可以关闭外环口。

（2）经腹股沟管疝囊结扎术:经典的手术方法。手术中切开腹股沟管,在管内分离疝囊,高位结扎疝囊并切断,再将腹股沟管紧缩修复,精索置原位。这是其他疝手术的基础。

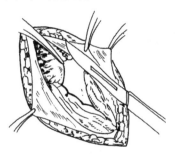

图 7-4　打开疝囊前壁

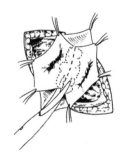

图 7-5　分离剪断疝囊后壁

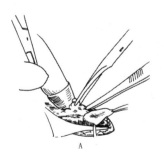

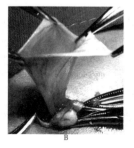

图 7-6　分离近端疝囊

A.分离近端疝囊;B.术中近端疝囊分离后

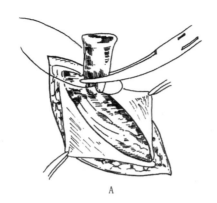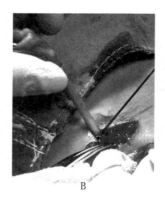

图 7-7　疝囊颈部贯穿结扎

A.疝囊颈部贯穿结扎；B.术中结扎疝囊颈部

（3）腹腔镜疝囊高位结扎术：腹腔镜直视下，内环口高位缝合结扎疝囊。

麻醉：全麻气管插管。

手术操作步骤：①常规建立人工气腹。②Trocar 放置：首先在脐窝置入一个 2.5～5.0 mm Trocar，放入腹腔镜，探查腹腔，如果为单侧鞘突未闭合，在同侧相当于麦氏点的稍上方置入另外一个 2.5 mm Trocar；如果为双侧鞘突未闭合，第二个 Trocar 置于脐窝与剑突之间。③于内环口体表投影的外上方腹壁穿入腹腔一2-0带针丝线，将针尾留在体外。④以持针器加持针，避开血管、精索及输精管，自内环口外侧开始分3～4次将缝针在腹膜下潜行环绕内环口鞘完整一周，收紧缝线检查无漏洞后，用体内持针器配合体外尾线打结结扎。打结时应挤出疝囊内积气积液，并下拉睾丸，避免阴囊气肿及医源性下降不全。⑤最后采用穿腹壁途径取出缝针。

手术的优点是：①利用微型腹腔镜直径 0.35 mm 至 0.5 mm，以带线的缝针直接缝合疝内口之腹膜，无须解剖腹股沟管。②腹腔镜下放大的精索血管及输精管清晰可见，缝合时可以有效避开防止损伤。③手术操作简便。④可以同时探查对侧，1 次完成双侧疝囊高位结扎。⑤切口小，不需缝合，术后无明显瘢痕。

现在应用腹腔镜完成疝囊高位结扎的例数已超过 5 000 例，不同学者报道了各种改良术式，包括经脐部的单孔法、二孔法；应用各种特制的疝缝合针将缝线引出腹腔，在皮下打结等。目的是使手术操作更简单，缩短手术时间，切口更微小、隐蔽。

但对于婴儿腹腔镜疝囊高位结扎术仍有争论。与常规手术相比术后复发率高。由于早产儿双侧腹股沟斜疝的发生率高，据不同学者报道可达 44％～

55%,腹腔镜手术可以探查对侧。然而,有学者认为对侧探查是没有必要的,因为这些患儿只有10%以后出现对侧腹股沟斜疝。

3.术后处理

局部止痛可以用局部麻醉,髂腹股沟和髂腹下神经阻断,其可以在术前或手术结束时应用。婴儿醒后可以喂养。大多数患儿手术当天可以出院。早产儿腹股沟疝术后发生窒息的危险性众所周知,虽然这些患儿窒息多数发生在手术后4小时内,但要住院观察24小时预防这一并发症。术后窒息与胎龄和孕龄逆相关,但是手术时的体重和以前呼吸功能不全与这一危险性直接有关。

(七)并发症

选择性疝修补术后总的并发症率为2%左右,包括以下几种。

1.阴囊血肿、水肿

术后阴囊血肿或水肿可使阴囊肿得很大、很硬、发亮,有时有胀痛。多因疝囊大,手术时分离面广,止血不完全引起。阴囊水肿和小的血肿均可自然吸收,有时至术后2~3个月方完全吸收。如血肿进行性增大,疼痛,阴囊青紫,张力大,应立即打开切口,清除血肿,止血引流,再缝合切口。全身应用抗生素,防止继发感染。通过术中仔细止血,血肿是可以避免的。

2.伤口感染

很低,不超过1%。

3.医源性睾丸下降不全

相对罕见,约有稍多于1%小婴儿疝修补术以后发生睾丸下降不全,需要再行睾丸固定术。原因:术中结扎疝囊后,没有将上提的睾丸拉至阴囊或在重建外环时将精索缝在一起,造成精索短缩,睾丸移至阴囊上方。术中结扎疝囊后,缝合切口前应注意把睾丸拉入阴囊底部,即可避免。

4.斜疝复发

有史以来似乎疝的复发不可避免,腹股沟疝可接受的复发率应<1%,但手术在新生儿期进行时复发率可以达到8%。患儿手术麻醉清醒后,腹腔内压增高,腹股沟肿块又复现为即刻复发,多为错将其他组织误认为疝囊结扎,而真正的疝囊未处理,应立即手术。术后1~2周复发称近期复发。造成的原因:疝囊结扎位置低而没有在疝囊颈部结扎;脆弱的疝囊撕裂;疝囊颈部的结扎线滑落;滑疝误为一般斜疝以及切口感染等。造成术后易于复发的因素有:脑室腹膜分流术,嵌顿疝和结缔组织异常。复发后需再次修补。

二、嵌顿性腹股沟疝

腹股沟斜疝的疝内容物在疝囊颈部阻塞而不能还纳入腹腔时即为嵌顿性腹股沟斜疝,简称嵌顿疝。由于颈部持续的收缩,疝内容物出现血运障碍时发生绞窄。疝内容物可以由小肠、阑尾、网膜,或卵巢和输卵管组成。如果治疗延误,可迅速进展至绞窄而导致肠坏死,甚至死亡。

(一)发病率

嵌顿疝是腹股沟斜疝最常见的并发症,具有较大的危险性,国内统计发病率约占17%,国外大宗病例统计占12%~17%,其中男性占12%,女性占17%,嵌顿疝约82%在右侧,67%发生于1岁以内,新生儿和小婴儿嵌顿疝的发生率为24%~40%不等。早产儿与足月儿比较嵌顿疝的发生率明显增高。而嵌顿疝发生年龄越小生命危险性越大。

(二)病因病理

各种使腹压增高的因素,如剧烈哭闹或阵咳都可使腹压突然增高,迫使更多的腹腔脏器扩张疝环进入疝囊。当腹压暂时减低时,疝环弹性回缩,阻止内容物回纳腹腔而发生嵌顿,疝嵌顿后引起局部疼痛。疼痛反射性引起腹壁肌肉痉挛,加重嵌顿。

进入疝囊的肠管嵌顿后,血液循环受障碍。小儿疝囊颈和疝环较成人富有弹性,腹肌不发达,而且小儿的血管弹性较好,因此,血液循环障碍由静脉回流受阻、淤血、水肿发展到肠坏死的进程较缓慢,较少像成人那样疝嵌顿4小时即发生绞窄坏死。但是脏器受压水肿,进而压迫精索,特别是新生儿可并发睾丸梗死。年龄<3月的小婴儿嵌顿疝睾丸发生梗死据报道可达30%,10%~15%的嵌顿疝急诊手术后出现睾丸萎缩。但有学者报道将婴儿期嵌顿疝通过手法复位、随后择期行疝修补术的一组患儿与年龄匹配的对照组进行睾丸容积的比较,结果两组没有明显差异,因而提出睾丸萎缩的危险性被过分强调了。女孩嵌顿疝也可以发生卵巢坏死,并且有报道子宫嵌顿后出现阴道出血者。当卵巢滑疝不能复位时有性腺损伤的危险性,因此大多数外科医师提倡对患儿要进行及时手术。

(三)临床表现

嵌顿疝的新生儿通常表现为哭闹,易激惹,以后逐渐出现呕吐,腹胀和停止排便等肠梗阻症状。局部检查可触及有张力、触痛的腹股沟或阴囊包块(图7-8),包块近端边界不清,同侧的睾丸可以正常或由于血运障碍而肿硬,晚期局部皮肤发红,腹部膨胀,甚至有腹膜刺激征。出现便血多表示肠管已坏死,如不能及时诊断和正确处理,可发生死亡。

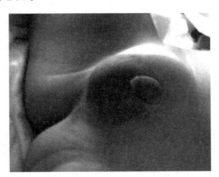

图 7-8　嵌顿性腹股沟斜疝

(四)诊断与鉴别诊断

当腹股沟或阴囊部出现不能自行复位的疼痛性包块时,首先应考虑嵌顿疝。结合既往发生过可复性腹股沟斜疝的病史,诊断更为肯定。腹部 X 线片显示腹股沟包块内肠管气影,可以明确诊断。如果出现肠梗阻腹平片可显示伴有液平面的扩张的肠襻。超声检查可以辅助诊断。

嵌顿疝临床诊断通常容易,但需要与以下疾病鉴别。

1.鞘膜积液

腹股沟或阴囊的包块,形态与腹股沟疝极为相似,但包块无触痛,由于包块内为液体,有囊性感,透光试验阳性,但要注意小婴儿透光试验不可靠,嵌顿性腹股沟斜疝时由于肠壁薄,肠管可以是透光的;当鞘膜积液继发感染或出血时,包块突然增大,疼痛,变硬,透光阴性。诊断困难时,可通过直肠指检内环处有无嵌顿之肠管而鉴别,超声检查可以明确诊断。

2.腹股沟淋巴结炎

早期肿块硬,皮肤红肿,境界不太清楚,有触痛,全身有急性化脓性炎症表现如发热或中毒症状,但无肠梗阻表现,精索及睾丸正常。

3.睾丸扭转或睾丸附件扭转

患儿表现为腹股沟或阴囊出现疼痛性包块,偶尔也有恶心呕吐等消化道症状,但无肠梗阻表现。当睾丸扭转时,睾丸常位于腹股沟部,同侧的阴囊空虚。在阴囊的睾丸附件扭转时,睾丸有触痛并且位置比对侧稍微提高。

4.睾丸肿瘤

阴囊肿大,阴囊内肿物与疝相似,但肿瘤多为实质性,有沉重感,不能还纳腹腔,易与疝相鉴别。

(五)治疗

1.手法复位

由于小儿嵌顿疝的病理特点,嵌顿疝发生肠绞窄时间较晚;疝嵌顿后疝囊周围组织水肿,解剖关系不清,小婴儿疝囊菲薄,水肿后更易撕破,急诊手术并发症高。因此一般认为嵌顿12小时以内,无明显肠坏死征象的患儿首选手法复位。首先给患儿适当的镇静以松弛腹肌,通过这一方法如果在1小时内不能自行复位,即可实施温和的手法复位,手法复位时一定应轻柔。因为小儿组织脆弱,疝囊及脏器均因嵌顿而水肿,粗暴的挤压复位,可导致疝囊撕裂或肠管浆肌层破裂甚至肠穿孔。绝大多数嵌顿疝可以通过这一方法成功复位。疝复位后,疝囊结扎术应选择在24~48小时水肿和肿胀减退后再进行。

操作方法:给予一定镇静剂使患儿安静入睡,疝内容物巨大估计复位较为困难时可给予全身或基础麻醉,头低足高位仰卧。术者以左手轻轻固定外环处,轻轻按摩以减轻外环及疝囊颈部水肿,然后以右手轻轻持续压迫疝内容物。若此时患儿稍有哭闹挣扎,暂不要放松,待患儿安静时再继续轻轻加压,加压时常可感到有少量气液体通过疝囊颈进入腹腔,继之疝块逐渐缩小,常常在听到"咕咕"声后疝内肠管迅速还纳腹腔,此时疝块完全消失,患儿疼痛及肠梗阻症状缓解,安静入睡。如果肛门有排气、排便,则更说明肠梗阻已解除。据文献报道70%~84%患儿手法复位成功。复位后应观察患儿有无腹痛或腹膜刺激症状出现,以排除疝内容物还纳后有肠穿孔或坏死,必要时应紧急剖腹探查手术。

2.手术治疗

(1)嵌顿疝有如下情况之一者,应停止手法复位转为紧急手术治疗:①嵌顿时间超过12小时。②全身中毒情况严重或已有便血者。③新生儿嵌顿疝,因不能明确发病准确时间。④女性嵌顿疝,卵巢及输卵管嵌顿不易复位;最近美国的调查显示,至少半数的外科医师建议急诊手术。⑤手法复位不成功或几经手法复位后患儿出现腹膜刺激征不能除外肠损伤或穿孔者。

(2)术前准备:鼻胃管加压并纠正水、电解质紊乱,应用抗生素,但应尽量缩短术前准备时间。

(3)手术方法:选择腹股沟斜切口或腹横纹切口。患儿麻醉后,如果肠管没有自行复位,不试图复位肠管。打开疝囊,检查疝内容物,如果肠管有活性再复位肠管,当复位肠管困难时,可扩张内环口或小心切开内环,使嵌顿完全松解(常常内外环已重叠在一起,一次完全切开)。如果肠管的活性可疑时,将其提出,用温盐水湿敷,5～10分钟后再检查肠管(图7-9)。如果肠管颜色转为正常,血液灌注充足,可见肠蠕动和肠系膜血管搏动,将肠管还纳腹腔,完成疝囊高位结扎术。如果肠管无活性,行肠切除肠吻合术。如果肠管活性不能确定,可暂时外置,24小时后再手术,根据肠管情况选择保留或切除。大网膜已坏死时应予以切除。在术中切开内环者,应当将内环修复并紧缩。睾丸无论正常或缺血都将其拉至阴囊,只有证实真正的睾丸坏死才能切除。污染严重者应在疝囊内置橡皮片引流。

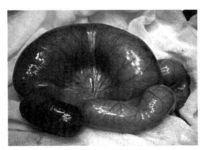

图 7-9　术中打开疝囊见嵌顿暗紫的肠管

患儿麻醉后如果疝自行复位,打开疝囊后要仔细检查肠管。如果没有肠管缺血则行疝囊高位结扎术。如果疝囊内有血性液或打开疝囊后发现腹腔内暗紫色肠管时,即怀疑复位肠管坏死时,应通过同一切口或右下探查切口行探查检查肠管。

近年来有报道采用小儿腹腔镜协助治疗嵌顿疝,复位成功后还可检查腹腔肠管的血液运输情况。

3.术后管理

如果进行了肠切除肠吻合,给予胃肠减压和静脉输液直到肠蠕动恢复、可以喂养后。应用抗生素5天。

(六)并发症

选择性疝修补术后总的并发症率为2%左右,而嵌顿疝急诊手术后的并发症率增加到8%～33%。腹股沟疝修补的并发症包括以下几种。

1.血肿

据报道发生率约10%,主要原因为嵌顿疝时疝囊广泛出血水肿,局部组织不易辨认,切开疝囊的目的是检查及还纳肠管等疝内容物,故有些小的出血点易于隐藏在水肿的疝囊中造成术后渗血不止而出现该并发症,故术中应在还纳疝内容物后仔细检查出血点止血。

2.睾丸萎缩

多数因嵌顿疝时间较长,压迫精索血管造成。嵌顿疝术中见很多睾丸外观无活性,但真正术后发生睾丸萎缩率低,因而除非真正的坏死,否则不能切除睾丸。

3.鞘膜积液

多为残留在疝囊中的渗液或渗血造成,因与腹腔不相通,故可穿刺抽吸。

4.疝复发

急诊手术时,切开的组织较多,疝内容物还纳后又没有很好的修补内环口。另外疝囊水肿,高位结扎时结扎的位置高度不够,疝囊水肿口径较大时单纯采用荷包缝合易造成组织消肿后缝线松弛,导致肠管通过缝隙再次降入疝囊。

5.与肠切除有关的并发症

在不能复位的患儿中需要肠切除者为 $3\%\sim7\%$,其可以引起与切除本身和术野污染相关的一些并发症,如切口感染、肠吻合口瘘、腹膜炎等。

(七)预后

婴幼儿嵌顿性腹股沟斜疝手法复位成功率在 95% 以上,手术治愈率到达 97.5% 以上,术后患儿发育不受影响,$2.3\%\sim15\%$ 出现患侧睾丸不同程度萎缩,$1.2\%\sim2.2\%$ 疝复发。

参 考 文 献

[1] 周福生,徐存东,刘大成,等.普外科疾病临床实践[M].哈尔滨:黑龙江科学技术出版社,2022.

[2] 李天煜.普外科临床诊治与手术技巧[M].北京:科学技术文献出版社,2020.

[3] 牛刚.普外科疾病诊治与治疗策略[M].开封:河南大学出版社,2021.

[4] 刘玉银,乔嘉斌,孙鲁伟.普外科与影像诊断[M].长春:吉林科学技术出版社,2019.

[5] 赵炳儒.现代普外科治疗新进展[M].长春:吉林科学技术出版社,2020.

[6] 宋奇锋,裴秀荣,潘天生.临床普外科诊疗实践[M].沈阳:辽宁科学技术出版社,2021.

[7] 韩飞.普外科常见病的诊疗[M].南昌:江西科学技术出版社,2019.

[8] 张娟子.临床普外科常见病诊疗[M].北京:科学技术文献出版社,2020.

[9] 张福涛.普外科常见疾病诊疗新进展[M].上海:上海科学普及出版社,2021.

[10] 赵天君.普外科临床诊断与治疗[M].昆明:云南科技出版社,2019.

[11] 陆继明.普外科常见病与多发病[M].哈尔滨:黑龙江科学技术出版社,2020.

[12] 曹新福.普外科微创手术学[M].汕头:汕头大学出版社,2019.

[13] 张虎,石剑,钟才能,等.普外科手术要点与并发症防治[M].开封:河南大学出版社,2021.

[14] 任晓斌.实用普外科疾病诊疗学[M].北京:中国纺织出版社,2019.

[15] 刘建刚.普外科疾病诊疗与手术学[M].长春:吉林科学技术出版社,2019.

[16] 徐冬,肖建伟,李坤,等.实用临床外科疾病综合诊疗学[M].青岛:中国海洋大学出版社,2021.

[17] 马姝.新编普外科手术治疗学[M].昆明:云南科技出版社,2019.

[18] 张武坤.普外科临床诊断与治疗精要[M].天津:天津科学技术出版社,2020.

[19] 田志强.普外科疾病的诊治与围术期管理[M].长春:吉林科学技术出版

社,2019.

[20] 时明涛.普外科常见病及周围血管诊治学[M].长春:吉林科学技术出版社,2019.

[21] 罗东林.普外科疾病诊治与并发症处理[M].北京:科学技术文献出版社,2020.

[22] 陈永胜.外科疾病诊治技术与临床应用[M].北京:中国纺织出版社,2020.

[23] 刘翠萍.普外科手术精要与治疗方案[M].沈阳:沈阳出版社,2020.

[24] 张鹏天,王宏波,陈华强.普外科手术[M].南昌:江西科学技术出版社,2019.

[25] 范凤连.新编普外科诊断思维[M].北京:中国纺织出版社,2019.

[26] 杜峰.新编临床实用普外科诊疗常规[M].长春:吉林科学技术出版社,2020.

[27] 倪强.外科疾病诊疗学[M].天津:天津科学技术出版社,2020.

[28] 程俊杰.普外科疾病诊断与治疗[M].昆明:云南科技出版社,2019.

[29] 陈创奇.临床普外科疾病诊治与手术技巧[M].北京:科学技术文献出版社,2020.

[30] 潘雷.普外科临床思维与实践[M].北京:科学技术文献出版社,2019.

[31] 石鑫.实用普外科诊疗精要[M].北京:科学技术文献出版社,2019.

[32] 张森.临床普外科疾病诊断治疗新思维[M].天津:天津科学技术出版社,2020.

[33] 王科学.实用普通外科临床诊治[M].北京:中国纺织出版社,2020.

[34] 穆童.临床普外科常见病诊疗[M].北京:科学技术文献出版社,2019.

[35] 田浩.普通外科疾病诊疗方法与手术要点[M].北京:中国纺织出版社,2022.

[36] 毛淑平,武文杰,王苏,等.Dunhill手术应用于双侧结节性甲状腺肿患者的效果分析[J].医学理论与实践,2022,35(7):1138-1140.

[37] 吴传楠,李璇,司新敏,等.经口内镜下憩室嵴和肌切开术治疗膈上食管憩室合并胃食管连接部流出道障碍临床分析[J].中华消化杂志,2022,42(6):366-371.

[38] 郭丽新,曲福玲,江俊杰,等.胃肠功能促进技术在老年肠梗阻保守治疗中的效果[J].中国老年学杂志,2022,42(1):50-53.

[39] 周宇翔,刘登辉,文佳冰,等.儿童复发性肠套叠的临床特点及危险因素分析:单中心回顾性研究[J].临床小儿外科杂志,2022,21(7):653-657.

[40] 寇玉彬,盛春,陆运松,等.急诊老年患者消化道异物致胃肠道穿孔的临床特点及诊治[J].临床急诊杂志,2021,22(11):776-778.